Ist das Rheuma, was ich habe?

Antworten auf Patientenfragen

Dr. med. Wolfgang Brückle

Ist das Rheuma, was ich habe?

Antworten auf Patientenfragen

Urania

Die Deutsche Bibliothek – CIP-Einheitsaufnahme
Ein Titeldatensatz für diese Publikation ist bei
Der Deutschen Bibliothek erhältlich.
ISBN 3-332-01013-1

www.dornier-verlage.de
www.urania-verlag.de
2. aktualisierte Auflage April 2002
© 1999 Urania Verlag, Berlin
Der Urania Verlag ist ein Unternehmen der Verlags-
gruppe Dornier.
Alle Rechte vorbehalten

Umschlaggestaltung: Behrend & Buchholz,
Hamburg
Titelbild: PhotoDisk
Fotos: Dr. Wolfgang Brückle (6), MediText (14)
Graphiken: Dr. Katrin Beyer (6), Katharina Schuma-
cher (1), S. 44: modifiziert nach einer Vorlage der
Firma Syntex, S. 107: Irene Oberreuter
Redaktion und Produktion: MediText, Stuttgart

Druck: Westermann Druck Zwickau
Printed in Germany
Gedruckt auf alterungsbeständigem Papier und
chlorfrei gebleichtem Zellstoff

Der Autor:
Dr. med. Wolfgang Brückle ist Facharzt für Innere
Medizin – Rheumatologie und für physikalische-
rehabilitative Medizin. Seit 1990 leitet er die
Internistisch-rheumatologische Abteilung der Rheu-
maklinik Bad Nenndorf und ist Fachreferent der
Deutschen Rheuma-Liga e. V. Dr. Brückle hat zahlreiche fachliche und populärwissenschaftliche Publi-
kationen veröffentlicht.

Zum gleichen Themenbereich sind im Urania Verlag
erschienen:

Dr. med. Wolfgang Brückle: Fibromyalgie. Das unbe-
kannte Rheuma. ISBN 3-332-00613-4

Dr. med. Wolfgang Brückle: Chronische Polyarthritis. Diagnose, Verlauf, Therapien. ISBN 3-332-01183-9

Prof. Dr. med. G. Wessel, S. Carlsson: Die erfolgreiche Rheuma- und Gicht-Diät für niedrige Harnsäu-
rewerte, ISBN 3-332-00590-1

Inhalt

Vorwort

Zu unserer Natur gehört die Bewegung.
Die vollkommene Ruhe ist der Tod.

Blaise Pascal

Seit rund zehn Jahren halte ich vor Kurgästen in Bad Nenndorf, vor Mitgliedern der Rheuma-Liga, Kneippianern und Landfrauen, vor Erkrankten und Interessierten Vorträge mit dem Thema „Rheuma – was ist das?" In 60, manchmal auch 70 Minuten versuche ich – unterstützt durch Lichtbilder – diese Frage zu beantworten. Die Vorträge sind immer gut besucht. Da Beschwerden an den Bewegungsorganen sehr häufig sind, ist für einen Großteil der Zuhörer die bange Frage „Ist das Rheuma, was ich habe?" der Grund zum Besuch des Vortrages; denn für viele Menschen ist „Rheuma" ein so unklarer und ängstigender Begriff, als ob die Diagnose Rheuma schicksalhaft mit dem Rollstuhl und dem Verlust der Selbstständigkeit verbunden wäre.

Ich glaube, ich kann in diesen Veranstaltungen zeigen, dass Rheuma nicht eine einzige, bestimmte Krankheit ist, sondern ein buntes Spektrum völlig verschiedener Erkrankungen mit ganz unterschiedlichen Ursachen, und dass die Betroffenen auch mit gutem Mut der Zukunft entgegensehen können.

Am Rande der anschließenden Diskussionen und Fragen wurde immer wieder der Wunsch geäußert, von diesem Vortrag auch etwas Schriftliches nach Hause tragen zu können, um es dort noch einmal in Ruhe zu studieren.

Aus einem DIN-A4-Blatt ist nun ein kleines Buch geworden, das auch auf den zweiten Wunsch eingeht, nämlich die Therapiemöglichkeiten bei Erkrankungen des rheumatischen Formenkreises aufzuzeigen. Ich hoffe, damit diesem Wunsch möglichst gut entsprochen zu haben. Schließlich ist gute Information besonders für chronisch Kranke kein Luxus, sondern eine wichtige Grundlage für den Umgang mit der Erkrankung, aber auch für deren Behandlung.

In diesem Sinn möchte ich Ihnen ein guter Ratgeber sein.

Dr. med. Wolfgang Brückle

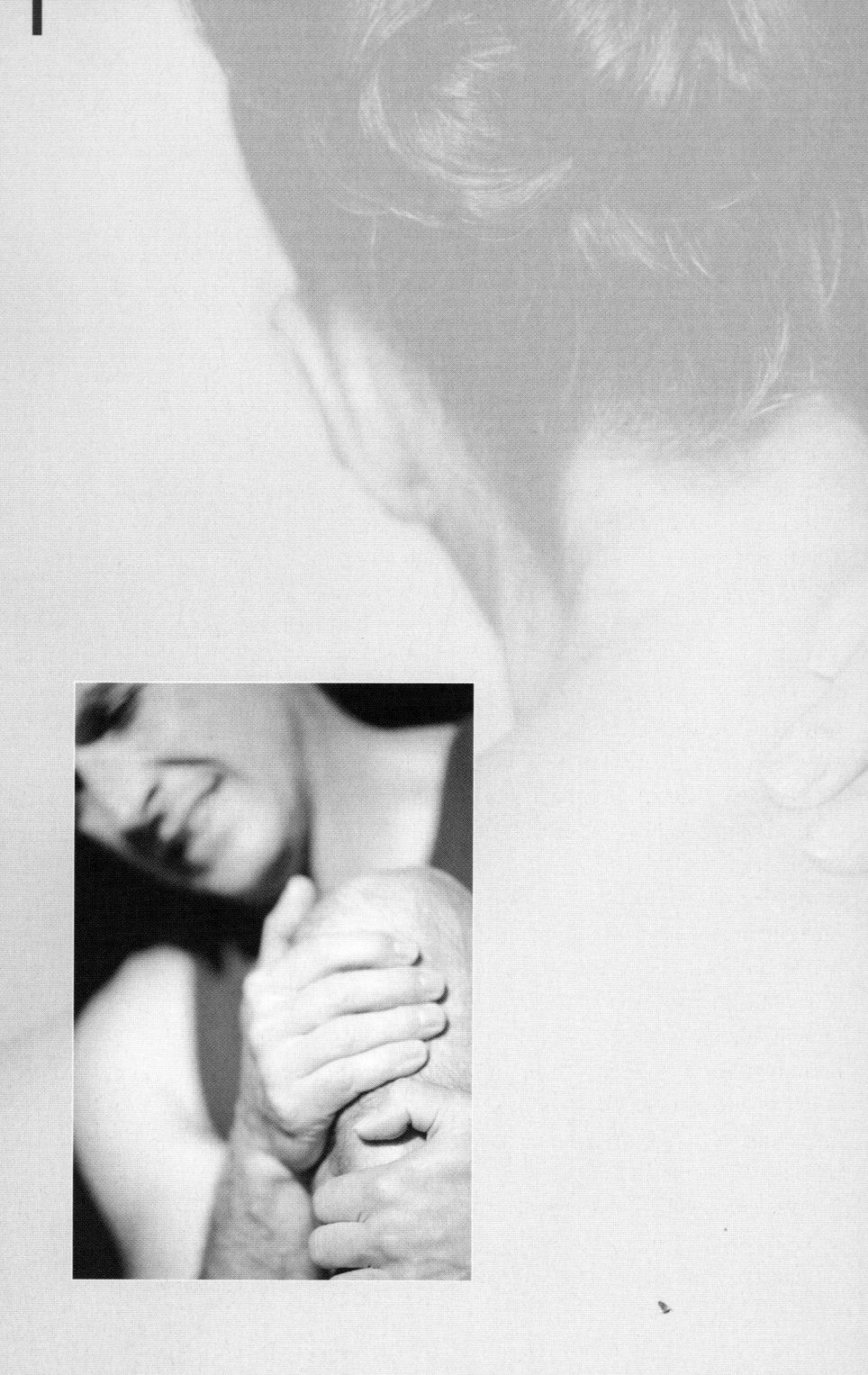

Was ist Rheuma?

Der Begriff Rheuma

Je mehr Menschen Sie die Frage stellen, was Rheuma ist, gleich ob es medizinische Laien oder Fachleute sind, desto mehr Antworten werden Sie bekommen. Der eine versteht unter Rheuma nur eine Erkrankung, der andere eine ganze Erkrankungsgruppe (zum Beispiel die entzündlichen Rheuma-Erkrankungen), der dritte alle „rheumatischen" Schmerzzustände am Körper.

Der Begriff „Rheuma" kommt von dem griechischen Wort für „fließen". Damit haben die alten Griechen schon sehr anschaulich den Charakter der rheumatischen Schmerzen beschrieben, die häufig wechselnd von einem Gelenk zum anderen wandern. Zugleich erfasst diese Herleitung auch die Empfindung von „ausstrahlenden" Schmerzen. In der Antike dachte man allerdings gemäß der damals herrschenden Krankheitsvorstellung an schleimige Ströme, die vom Kopf in den übrigen Körper fließen und dabei Krankheiten auslösen.

Für die Weltgesundheitsorganisation ist Rheuma ein Überbegriff für Erkrankungen, die mit Schmerzen an den Bewegungsorganen einhergehen und häufig mit einer Bewegungseinschränkung verbunden sind.

Formen rheumatischer Erkrankungen

Der rheumatische Formenkreis kann aufgrund der unterschiedlichen Erkrankungsursachen in vier Gruppen eingeteilt werden:

▶ **Die entzündlich rheumatischen Erkrankungen**

Bei dieser Erkrankungsgruppe besteht nicht nur eine Entzündung in einem oder mehreren Gelenken, sondern die Entzündung hat als Systemerkrankung den gesamten Körper befallen und ist auch meist im Blut nachweisbar. In der Regel ist der Krankheitsauslöser unbekannt. Entzündliche Gelenkerkrankungen sind zum Beispiel chronische Polyarthritis, Psoriasis-arthritis und Arthritis bei Darmentzündungen. Die bekannteste entzündliche Wirbelsäulenerkrankung ist der Morbus Bechterew. Deutlich seltener treten die entzündlich rheumatischen Erkrankungen des Bindegewebes (Kolla-

Unter Bewegungsorganen versteht man die Knochen mit ihren Gelenkverbindungen und die funktionell mit ihnen verbundenen Weichteile: Muskeln, Sehnen, Schleimbeutel und Bänder.

Jahrelange Überlastungen und Fehlbelastungen, zum Beispiel bei Fehlstellungen der Wirbelsäule und der Gelenke, und Verletzungen fördern Verschleißerkrankungen der Gelenke.

Von der Häufigkeit sind die entzündlich-rheumatischen Erkrankungen mit etwa 7 % die kleinste Gruppe. Weichteilrheumatische Beschwerden sind mit etwa 50 % am häufigsten.

genosen) und der Blutgefäße (Vaskulitiden) auf.

▶ **Die degenerativen Gelenk- und Wirbelsäulen-Erkrankungen**
Sie sind meist durch Abnutzung des Gelenkknorpels bzw. der Bandscheiben und deren Folgeerscheinungen bedingt. Verschleißerkrankungen nehmen naturgemäß mit dem Alter zu. Individuell gibt es große Unterschiede, da die Veranlagung auch eine Rolle spielt. Als Beispiele seien die Knie- und Hüftgelenksarthrose, die Spondylosis deformans der Wirbelsäule und die Bandscheibenschäden erwähnt.

▶ **Die weichteilrheumatischen Erkrankungen**
Die hier zusammengefassten Erkrankungen verlaufen (im Gegensatz zu den entzündlichen Bindegewebserkrankungen aus der ersten Gruppe) nicht entzündlich. Beschwerdebilder, die fast jeder aus eigener Erfahrung kennt, werden durch Überlastung der Muskeln, Sehnen und anderer Weichteilgewebe verursacht. Bekannte Beispiele sind der Tennisellbogen oder der „steife" Nacken aufgrund von Zugluft oder Überlastung.

▶ **Die pararheumatischen Erkrankungen**
Die vierte und letzte Hauptgruppe rheumatischer Krankheiten hat ih-

re Ursache in nicht rheumatischen Erkrankungen, oft Stoffwechselstörungen, die nur manchmal und dann erst in fortgeschrittenen Stadien zu Rheumabeschwerden führen. Ein bekanntes Beispiel ist der Knochenverlust, die Osteoporose. In einem sehr fortgeschrittenen Stadium kann sie bei einem kleinen Teil der Betroffenen zum Einbruch von Wirbelkörpern mit ausgeprägten Rückenschmerzen führen. Eine weitere recht häufige Stoffwechselstörung führt zur Harnsäureerhöhung im Blut (Hyperurikämie). Erst wenn sich unter bestimmten Voraussetzungen und glücklicherweise nur relativ selten die Harnsäure im Gelenk anreichert, kommt es zu einer starken örtlichen Entzündungsreaktion, dem Gichtanfall.

Habe ich Rheuma?

In vielen Gesprächen mit Rheumapatienten hörte ich den Wunsch, das Rheumabuch gegliedert nach Gelenkregionen aufzubauen, damit sie Informationen über ihr Beschwerdebild gezielt nachschlagen können.

Da ein großer Teil der Rheuma-Erkrankungen jedoch an mehreren Gelenken auftritt, würde es dabei zu sehr vielen Wiederholungen kommen.

Daher habe ich mich zu dem Kompromiss entschlossen, in diesem Kapitel ausgehend vom Ort der rheumatischen Beschwerden auf die infrage kommenden Erkrankungen zu verweisen, die anschließend umfassender in den folgenden Kapiteln behandelt werden.

Arthrose oder Arthritis?

Die Unterscheidung zwischen Arthrose und Arthritis ist eine der wichtigsten Fragen bei der Einordnung einer neu aufgetretenen Gelenkerkrankung. Die Unterscheidung gelingt manchmal auf den ersten Blick, in einigen Fällen erfordert sie aber einigen diagnostischen Aufwand, nicht selten muss auch der Krankheitsverlauf abgewartet werden.

In der Regel beginnt die Arthritis akut mit schmerzenden, geschwollenen, manchmal auch geröteten und warmen Gelenken. Am Morgen besteht für ein bis zwei Stunden Gelenksteifigkeit, vor allem an den Händen. Die Blutsenkung ist in der Regel auffällig hoch. Kälte wird an den betroffenen Gelenken angenehmer als Wärme empfunden.

Die Arthrose beginnt eher schleichend mit Anlaufschmerzen, bis das Gelenk „eingelaufen" ist. Dann meldet sich das Gelenk erst wieder mit Beschwerden, wenn es überlastet ist.

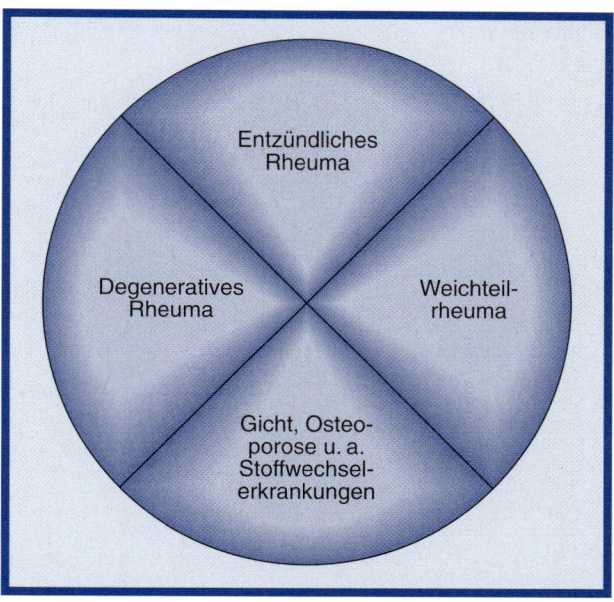

In Ruhe kommt es anfangs in der Regel sehr selten zu Schmerzen; Wärme lindert die Beschwerden. Die Laboruntersuchung zeigt keine Auffälligkeiten.

Weichteilrheuma bessert sich häufig bei lockerer, harmonischer Bewegung und findet sich meist in der Umgebung des Gelenks und nicht direkt im Gelenk. Monotone Haltungen oder Tätigkeiten verschlimmern die Beschwerden, Wärme oder Kälte können die Schmerzen lindern. Die Blutsenkungswerte sind normal.

Die Hüftregion

Wenn das Hüftgelenk selbst erkrankt ist, treten die Beschwerden vor allem

Der rheumatische Formenkreis

Blutsenkung ist die Absinkgeschwindigkeit der Blutkörperchen in einer ungerinnbar gemachten Blutprobe. Hohe Blutsenkung weist unter anderem auf Entzündungen hin.

Aufbau des Hüftgelenks

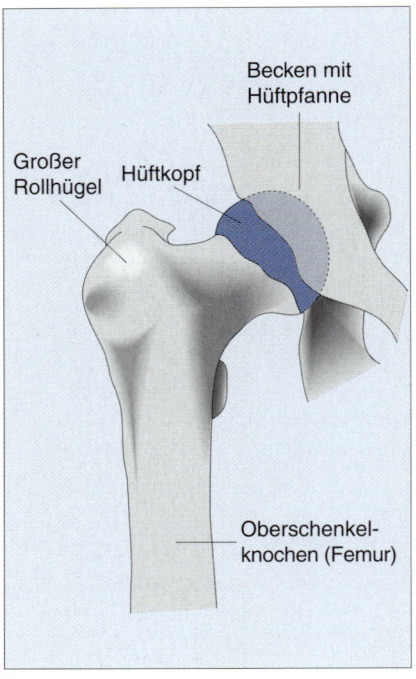

Becken mit Hüftpfanne

Großer Rollhügel   Hüftkopf

Oberschenkelknochen (Femur)

Als Gelenkmaus bezeichnet man Gewebekörper im Gelenk, zum Beispiel abgesprengte Knochenteile.

in der Leistengegend auf, die auch häufig auf Druck schmerzhaft reagiert. Nicht selten strahlen die Beschwerden aber weiter aus, in die seitliche Hüfte, den Oberschenkel und in das Knie.

Treten Hüftbeschwerden hauptsächlich an der seitlichen Hüfte auf, speziell am Knochenvorsprung des „großen Rollhügels", sind meistens Sehnenansätze oder der Schleimbeutel an dieser Stelle betroffen (Periarthopathia coxae). Auch die „schnappende Hüfte" ist an dieser Stelle gut tastbar. Es handelt sich dabei um einen Sehnenstrang, der bei der Hüft-

beugung über den großen Rollhügel rutscht.

Die Knieregion

Die alleinige Schwellung eines Kniegelenkes kommt auch bei einer reaktiven Arthritis oder einer Lymearthritis häufiger vor. Sind mehrere Gelenke, insbesondere auch Finger betroffen, ist eine chronische Polyarthritis nahe liegend. Bei länger bestehendem Verschleiß im Knie kann es sich auch um einen Reizerguss bei aktivierter Kniegelenkarthrose oder um eine Pseudogicht handeln. Frühere Gichtanfälle oder eine Schuppenflechte weisen auf vermutlich damit verbundene Gelenkentzündungen hin. Nach einem Sturz kann auch eine behandlungsbedürftige Blutung im Knie bestehen. Hier ist die Klärung durch eine Gelenkpunktion nötig. Neu auftretende Anlaufschmerzen, vor allem beim Bergabgehen, legen den Verdacht auf eine beginnende Kniegelenkarthrose nahe. Eine Schwellung des Unterschenkels kann durch eine Bakerzyste oder eine Unverträglichkeitsreaktion auf nicht steroidale Antirheumatika verursacht sein. In so einem Fall ist jedoch auch eine Beinvenenthrombose auszuschließen. Länger bestehende Knieschmerzen bedürfen immer der Abklärung durch Röntgen- und Laboruntersuchungen.

Eine besondere Problemzone am Knie stellen die Menisken dar, die genau wie der Gelenkknorpel dem Verschleiß unterworfen sind. Durch abrupte und heftige Bewegungen kann der Meniskus verletzt werden, was zu starken Bewegungsschmerzen, örtlichen Druckschmerzen und auch Einklemmungserscheinungen führt. Die sorgfältige orthopädische Abklärung ist hier notwendig. Kreuz- und Seitenbandverletzungen müssen ebenfalls nach Unfällen oder Stürzen ausgeschlossen werden. Eine Gelenkblockierung kann weiterhin auch durch eine Gelenkmaus verursacht werden. Schmerzen im Kniescheibenlager im jugendlichen Alter lassen an eine spezielle Knorpelstörung (Chondropathie) denken. Treten diese Beschwerden im höheren Alter auf, besteht dagegen der Verdacht auf eine Kniescheibenarthrose (Retropatellararthrose). Schmerzen in Gelenknähe lassen weichteilrheumatische Beschwerden vermuten.

Der Fuß

Das Sprunggelenk besteht aus einem oberen Teil, das an der Abrollbewegung des Fußes beteiligt ist, und einem unteren Teil, in dem eine leichte Drehbewegung möglich ist. Bei Überwärmung und Schwellung im Sprunggelenkbereich und an den in

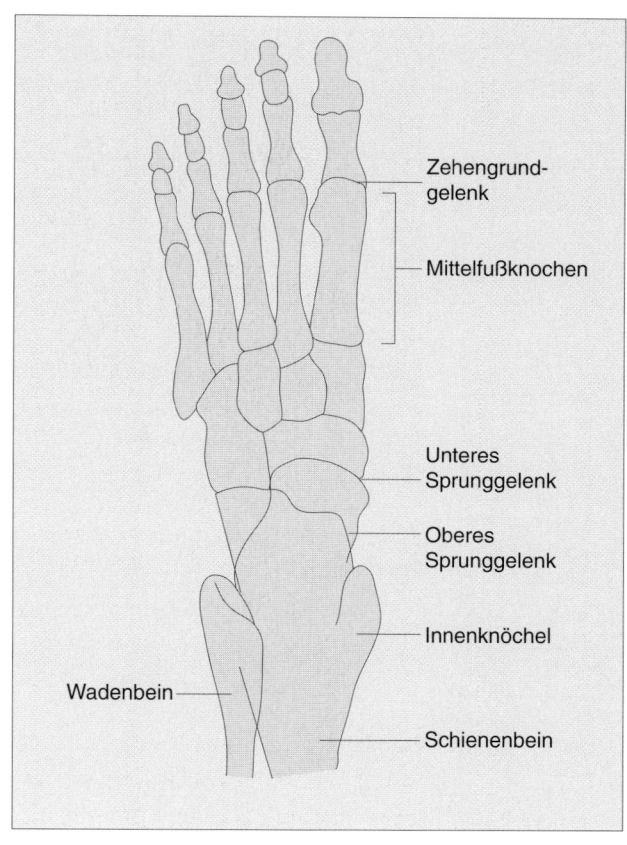

Aufbau des Fußes

diesem Bereich liegenden Sehnenscheiden ist an eine der entzündlichen Gelenkerkrankungen zu denken.

Beschwerden am Ansatz der Achillessehne können von einem Morbus Bechterew oder einer anderen seronegativen Spondarthropathie herrühren. Ein dornartiger Auswuchs an der Ferse (Fersensporn) kann ebenfalls entzündlicher Herkunft sein, aber auch als verdickter Knochenansatz bestehen, ohne jemals zu Beschwerden zu führen.

Eine Gelenkentzündung der Zehengrund- und -mittelgelenke kann bei allen entzündlichen Erkrankungen auftreten. Hier ist zuerst an eine chronische Polyarthritis und eine seronegative Spondarthropathie zu denken. Ist ein Zeh im Ganzen (wurstartig) geschwollen, wird man zuerst eine Psoriasisarthritis vermuten. Eine starke Beschwielung unter der Fußsohle in Höhe des Zehenansatzes weist auf eine Auskugelung (Luxation) in den Zehengrundgelenken hin, die meist in Verbindung mit entzündlichen Erkrankungen auftritt. An den druckschmerzhaften Stellen lassen sich auch die verschobenen Knochen ertasten.

Häufig sieht man am Großzehengrundgelenk, häufig schon im vierten Lebensjahrzehnt, eine derbe Verdickung, die auf eine Großzehengrundgelenkarthrose hinweist. Sie kann mit einer Bewegungseinschränkung des Gelenkes (Hallux rigidus) einhergehen.

Wesentlich häufiger besteht (vor allem bei Frauen) eine Verdickung im Großzehengrundgelenk mit Abweichung der Zehen Richtung Kleinzeh (Hallux valgus). Ebenfalls im Großzehengrundgelenk kann eine Arthritis mit starken Schmerzen, Rötung und Überwärmung der Umgebung auftreten, die auf eine Gicht hinweist.

Die Schulterregion

In die Schulter und den Oberarm strahlen viele Schmerzen, die in ganz anderen Körperregionen ihren Ursprung haben, zum Beispiel der Halswirbelsäule oder der Brustwirbelsäule. Schulterschmerzen können auch durch Nerveneinklemmungen zwischen Rippen oder Muskeln, Gefäßverschlüsse oder Herz-Lungen-

Aufbau der Schulterregion

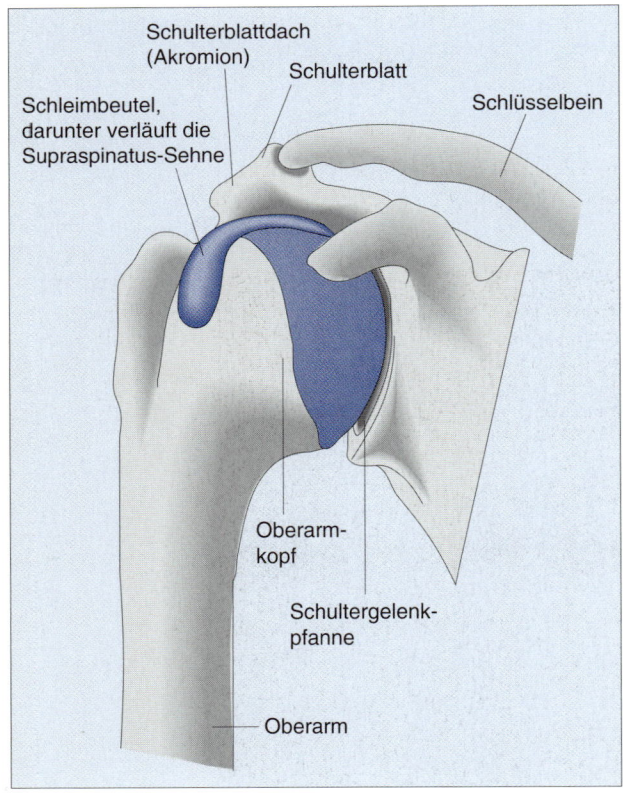

Schulterblattdach (Akromion)
Schulterblatt
Schleimbeutel, darunter verläuft die Supraspinatus-Sehne
Schlüsselbein
Oberarm-kopf
Schultergelenk-pfanne
Oberarm

und Bauchraumerkrankungen ausgelöst werden.

Treten Schulterschmerzen vor allem beim seitlichen Hochheben des Armes, beim Mantelanziehen oder bei nächtlicher „Fehllage" des Armes auf, ist an ein weichteilrheumatisches Beschwerdebild der Schulter zu denken, das übergreifend Periarthropathie (PHS) genannt wird.

Eine Arthritis der Schulter kommt bei chronischer Polyarthritis, vor allem wenn sie im höheren Lebensalter beginnt, häufig vor, jedoch auch bei allen anderen entzündlich rheumatischen Erkrankungen. Gerade an der Schulter kann es sich bei einer deutlichen Überwärmung aber auch um eine bakterielle Arthritis handeln. Bei ausgeprägten Schmerzen in Schultern, Oberarm und Nackenmuskulatur, betont in den frühen Morgenstunden, kommt bei älteren Menschen auch ein entzündlicher Weichteilrheumatismus (Polymyalgia rheumatica) infrage.

Die Ellenbogenregion

Der häufigste Schmerz am Ellenbogen wird durch weichteilrheumatische Beschwerden an den Muskelansätzen des Ellenbogens hervorgerufen. Man unterscheidet zwischen dem Tennisellenbogen an der Speichenseite des Unterarmes und dem Golfellenbogen an der Ellen-(Kleinfinger-)seite des Unterarms. Die Schmerzen strahlen in den Unterarm und manchmal bis in die Hand aus. Ähnliche Schmerzen können auch durch Nerveneinklem-

Eine Periarthropathie (PHS) zeigt sich manchmal auch mit akuter Schultersteife.

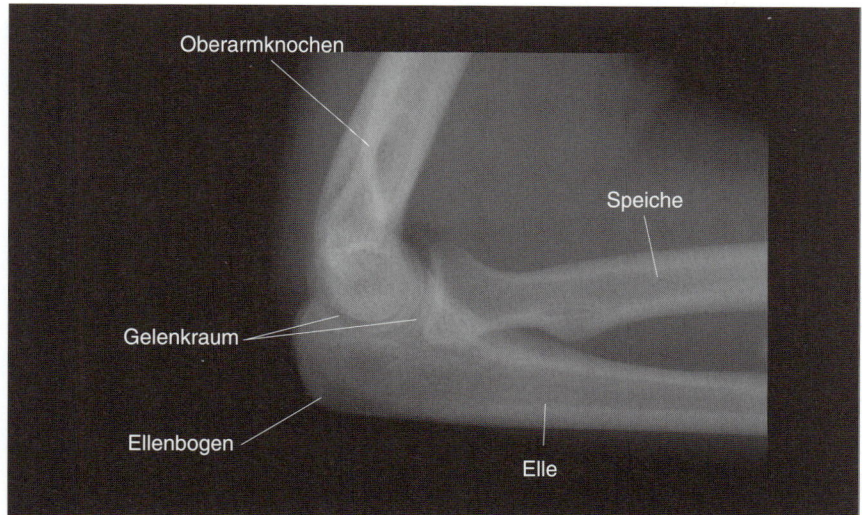

Röntgenbild der Ellenbogenregion

Oberarmknochen

Speiche

Gelenkraum

Ellenbogen

Elle

Was ist Rheuma?

Röntgenbild der Hand

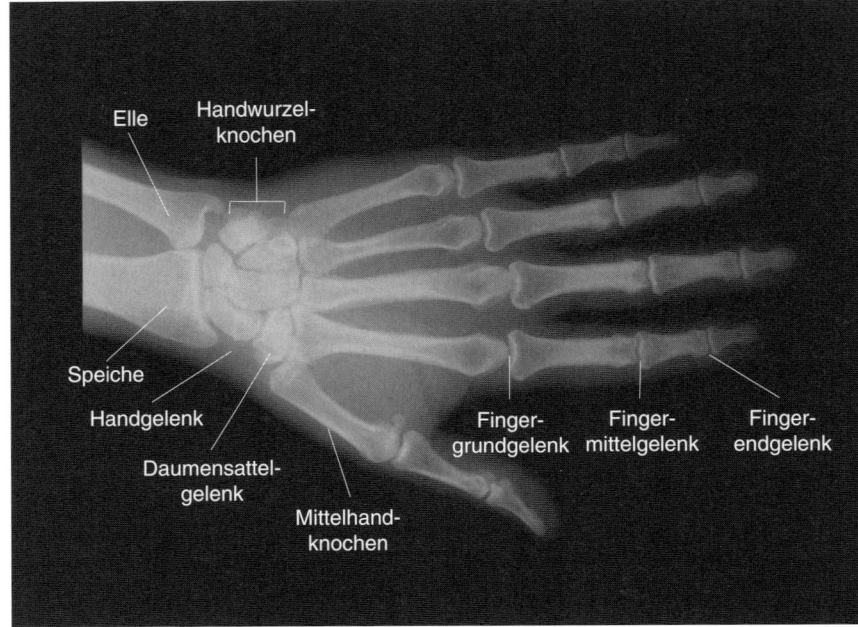

Deformation der Finger bei einer Psoriasisarthritis

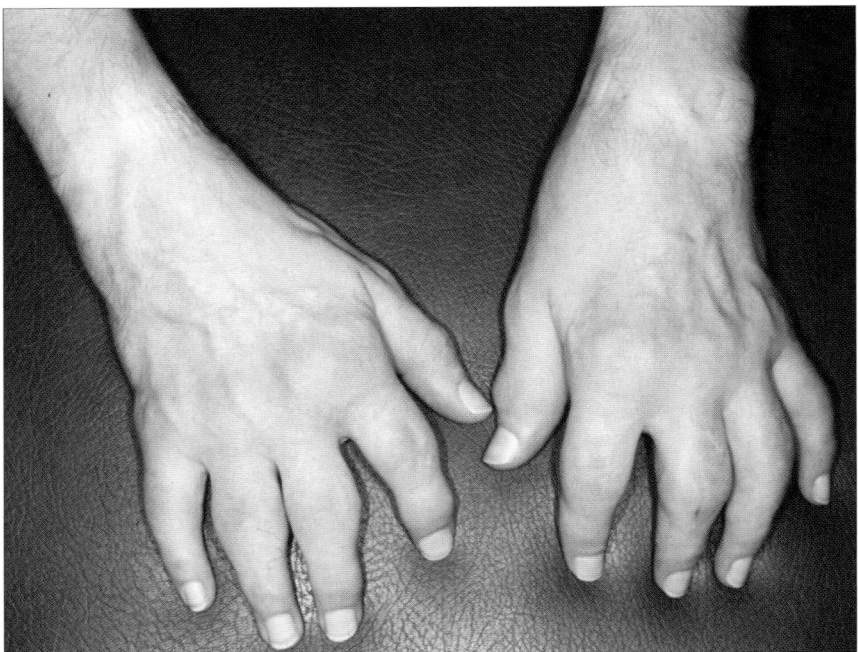

mungen im Ellenbogen ausgelöst werden.

Eine Schwellung des Ellenbogens als Hinweis auf eine Arthritis ist gut tastbar. Ein bis zwei Querfinger von der Ellenbogenspitze entfernt Richtung Hand sieht man bei einer chronischen Polyarthritis manchmal Rheumaknoten. Nicht zu übersehen ist eine Schleimbeutelentzündung (Bursitis) mit Schwellung über der Ellenbogenspitze, die bei chronischer Polyarthritis nicht selten vorkommt, aber auch bei Gicht. Mechanische Überlastung (Aufstützen) oder eine bakterielle Infektion kann ebenfalls die Ursache einer Schleimbeutelentzündung sein.

Die Hand

Eine Schwellung im Handgelenk ist oft das erste Zeichen einer Arthritis; auch wenn die Schwellung recht gering ist, besteht ein deutlicher Schmerz beim Beugen der Hand nach hinten oder vorne. Oft tritt bei chronischer Polyarthritis an der Hand auch eine Sehnenscheidenentzündung auf.

Eine weiche Schwellung an Fingergrundgelenken und Fingermittelgelenken weist auf eine entzündlich rheumatische Erkrankung, vor allem eine chronische Polyarthritis hin. Hier ist meist mit einem relativ symmetrischen Gelenkbefall an beiden Händen zu rechnen. Der Befall der Finger im Strahl oder die entzündliche Beteiligung der Fingerendgelenke spricht für eine Psoriasisarthritis. Ein „schnellender Finger", bei dem die Sehne kurzzeitig am Eingang der Sehnenscheide hängen bleibt, kann durch eine entzündlich rheumatische Erkrankung, aber auch ohne solche Erkrankung isoliert auftreten.

Wesentlich häufiger als eine Arthritis befällt die Fingerpolyarthrose die Hände. Der typische derb knotige Befall tritt an den Fingerendgelenken häufiger als an den Fingermittelgelenken auf, zusätzlich in höherem Alter auch am Daumensattelgelenk, das hierdurch auch an der Hand hervortritt (Rhizarthrose).

Sind die Fingerendglieder im Ganzen verdickt (man spricht dann von Trommelschlegelfingern) und sind die Nägel schalenförmig gerundet (Uhrglasnägel), muss an Herz- oder Lungenkrankheiten gedacht werden.

Eine einseitige leichte Schwellung der gesamten Hand und der Finger tritt manchmal im Rahmen eines HWS-Syndroms auf.

Bei dem Fibromyalgie-Syndrom klagen die Betroffenen über eine Schwellung beider Hände. Brennende Schmerzen, Druckschmerz und

Im Rahmen einer Handgelenkentzündung kann es zum Druck auf einen Nerv kommen. Dadurch werden vor allem nachts auftretende brennende Schmerzen, Taubheitsgefühl oder Kribbeln der Handfläche und der seitlichen Finger ausgelöst (Karpaltunnelsyndrom).

Für Rückenbeschwerden können eine Vielzahl unterschiedlicher Erkrankungen verantwortlich sein.

Schwellung einer Hand müssen auch an ein Sudeck-Syndrom denken lassen, vor allem bei einer vorhergehenden Verletzung oder einem operativen Eingriff.

Bei derben, knotigen Sehnensträngen im Handteller, die einzelne Finger in die Beugestellung ziehen, wird es sich vermutlich um eine Dupytren'sche Kontraktur handeln.

Bei einer vor allem bei Frauen auftretenden Weißverfärbung der Finger kann es sich um ein Raynaud-Syndrom handeln. Besteht eine leichte Beugestellung ohne jegliche Beschwerden von Jugend an in den Kleinfingern, sodass diese nicht ganz gestreckt werden können, besteht eine Kampodaktylie, eine angeborene Anomalie.

Gleichzeitiger Befall vieler Gelenkregionen und des Rückens

Bei Schwellungen und Schmerzen an sehr vielen Gelenken handelt es sich meistens um eine chronische Polyarthritis, es käme auch eine Psoriasisarthritis infrage.

Wenn nur einige Gelenke betroffen sind, ist die seronegative Spondarthropathie eher in Betracht zu ziehen, hierauf weist auch zusätzlicher Haut-, Augen- oder Darmbefall hin.

Ursachen von Rückenbeschwerden

- *Degenerative Veränderungen der Bandscheibe*
- *Arthrosen der kleinen Wirbelgelenke*
- *Nerveneinklemmungen (Bandscheibenvorfall)*
- *Anomalien und statische Störungen der Wirbelsäule*
- *Entzündlich-rheumatische Erkrankungen (Morbus Bechterew, seronegative Spondylarthropathie)*

- *Bakterielle Entzündungen der Wirbelsäule*
- *Weichteilrheuma*
- *Psychische Belastung, depressive Verstimmung*
- *Stoffwechselerkrankungen, zum Beispiel Osteoporose*
- *Unfälle, massive mechanische Überlastung*
- *Bauch/Brustorgan-Erkrankungen*
- *Tumorerkrankungen*

Bestehen kontinuierliche Schmerzen an den Bewegungsorganen des gesamten Körpers einschließlich des Rückens, verbunden mit Leistungsschwäche und Schlafstörungen, kann es sich um ein Fibromyalgiesyndrom handeln. Isolierte Rückenschmerzen können örtlich begrenzt auftreten oder in Arme oder Beine ausstrahlen. Die Beschwerden können durch Muskelverspannungen (Weichteilrheuma), Arthrosen der kleinen Wirbelgelenke (Spondylarthrosen) oder Irritation des Rückenmarks oder seiner Nervenwurzel (Bandscheibenvorfall) verursacht sein.

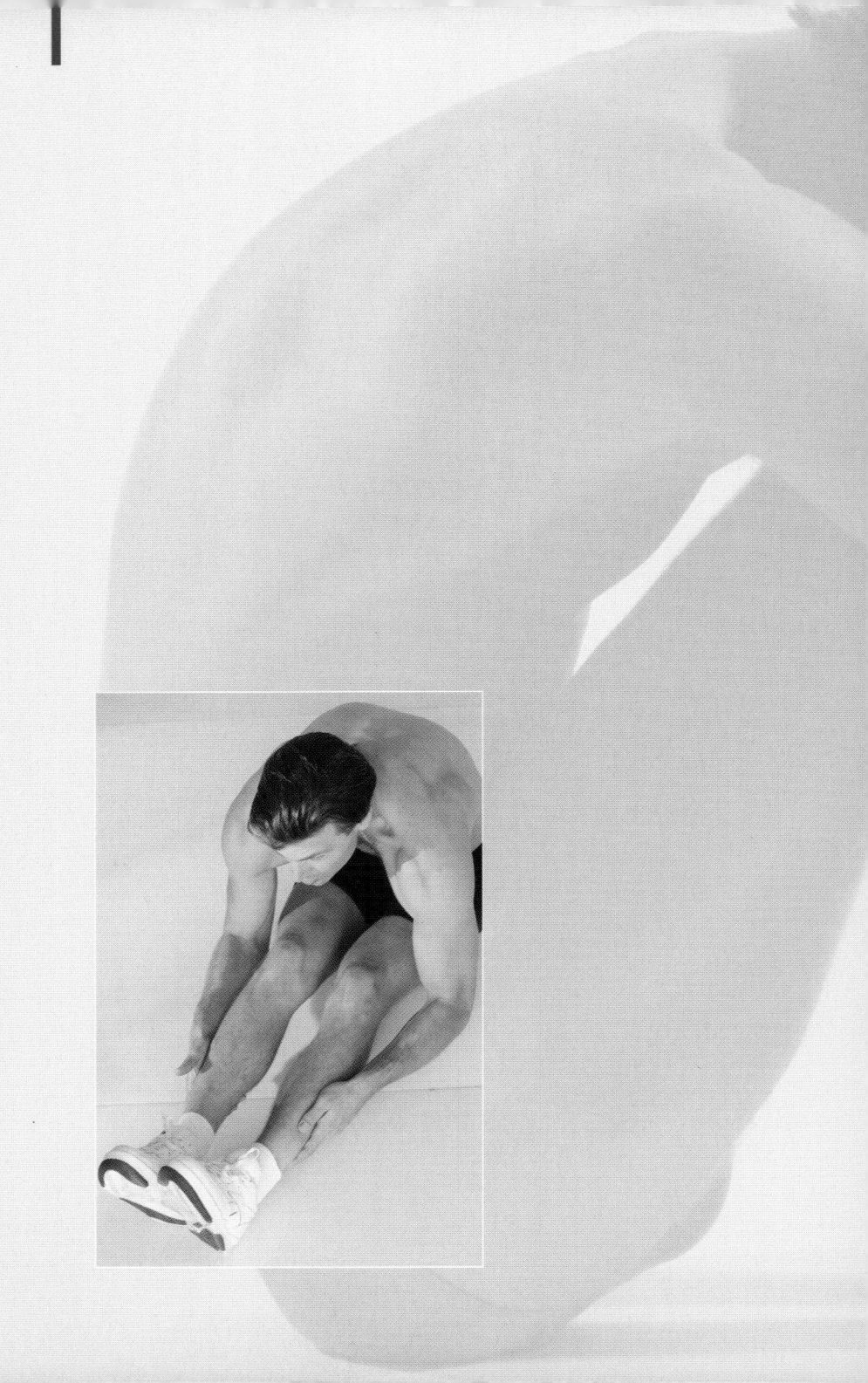

Die Bewegungsorgane

Gesundes Gelenk und gesunde Wirbelsäule

Um die Erkrankungen der Bewegungsorgane verständlich erklären zu können, muss ich mit Ihnen, dem Leser, einen kleinen Ausflug in die Anatomie machen. Dabei werde ich Ihnen Aufbau und Funktion von Gelenken und Wirbelsäule zunächst einmal beim gesunden Menschen darstellen.

Zu den Bewegungsorganen gehören Knochen, die sie verbindenden Gelenke, Bänder und zur Ausführung der Bewegungen die Muskeln und Sehnen.

Knochen

Dank der Knochen hat unser Körper Stabilität, können wir uns aufrichten und bewegen. Alle Knochen haben einen ähnlichen Aufbau: Die äußere Rindenschicht besteht aus kompaktem Knochen; das Innere des Knochens ist Gewicht sparend aus einem Gitterwerk von kleinen Knochenbälkchen (Spongiosa) aufgebaut. Diese sind entsprechend der Belastung angeordnet und halten dem Vergleich mit modernster Ingenieurkunst stand. Die Knochensubstanz besteht aus Eiweißverbindungen, Kalksalzen und anderen Mineralien. Dazwischen liegen lebende Zellen, die für einen ständigen Auf- und Abbau des Knochens sorgen.

Gelenke

Die Knochen sind durch Gelenke miteinander verbunden und besitzen je nach Form und Art der Verbindung unterschiedlich große Beweglichkeit. Die beiden gelenkbildenden Knochenteile sind aneinander angepasst, wie etwa der Hüftkopf an die Hüftpfanne. Am Knie ist der Kontakt zwischen Ober- und Unterschenkel unzureichend, sodass hier zwei halbmondförmige Knorpelränder (die Menisken) die Kongruenz verbessern. Im Gelenkbereich sind die Knochen mit einer nur einen Millimeter dicken Knorpelschicht überzogen, die im gesunden Zustand glatt und glänzend ist. Der Knorpel vermindert die Reibung und dient dem Schutz der Knochen. Die Ernährung des Knorpels erfolgt über die Gelenkflüssigkeit (Synovia), da der Knorpel selbst keine Blutgefäßversorgung besitzt. Durch Belastung wird der Knorpel (zum Bei-

Gelenke befinden sich nicht nur an Armen, Beinen und im Kiefer, sondern unter anderem auch zwischen den einzelnen Wirbeln, zwischen Wirbelsäule und Rippen, zwischen Brustbein und Rippen und Schlüsselbeinen sowie zwischen Wirbelsäule und Becken.

Aufbau des Kniegelenks

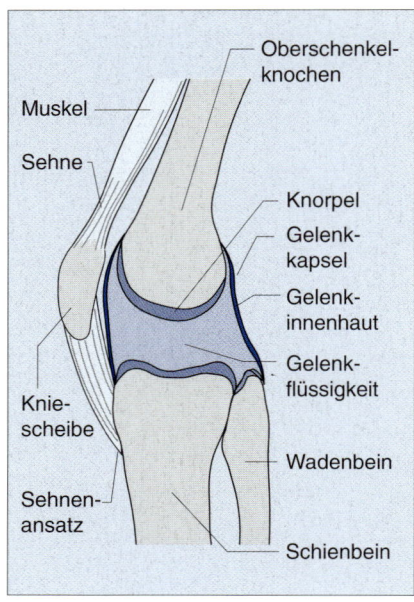

- Oberschenkelknochen
- Muskel
- Sehne
- Knorpel
- Gelenkkapsel
- Gelenkinnenhaut
- Gelenkflüssigkeit
- Kniescheibe
- Wadenbein
- Sehnenansatz
- Schienbein

Zusammen mit dem Knorpel bewirkt die Gelenkflüssigkeit (Gelenkschmiere), dass sich die Gelenkanteile reibungsarm gegeneinander bewegen.

spiel bei jedem Schritt) leicht gepresst und kann in der folgenden Entlastungsphase wie ein sich ausdehnender Schwamm Nährstoffe aufnehmen. Dies ist jedoch nur bei Bewegung möglich. Das Gelenk ist wie durch eine Manschette von der Gelenkkapsel umschlossen. An Stellen, an denen Bewegungen verhindert werden sollen, ist sie besonders verstärkt. Die Innenseite ist von der Gelenkinnenhaut ausgekleidet, die die Gelenkflüssigkeit bildet.

Bänder und Muskeln

Für die Bewegungsfunktion und zur Stabilität ist das Gelenk von Muskeln und Bändern umgeben. Die Bänder

sind im Gegensatz zu den Muskeln nicht zusammenziehbar. Sie sorgen für die Gelenkführung und begrenzen das Bewegungsausmaß. Beispielsweise spannt sich das Außenband des Kniegelenkes, das in Beugestellung schlaff ist, erst beim Strecken.

Der Mensch besitzt über 500 Muskeln, die das Knochenskelett bewegen. Die Bewegung erfolgt dadurch, dass sich die Muskelzellen zusammenziehen (verkürzen). Hierbei werden die Muskeln, die als „Gegenspieler" fungieren, entspannt und gedehnt und damit verlängert.

Die Muskeln setzen sich zusammen aus einzelnen Muskelbündeln mit immer kleineren Einheiten, deren kleinste in den Muskelzellen liegen. Diese bestehen aus Eiweißstreifen, die wie die Finger gefalteter Hände gegeneinander verschiebbar sind und das Zusammenziehen und Entspannen der Muskeln bewirken. Die einzelnen Muskelbündel und der gesamte Muskel sind von Muskelhüllen (Faszien) umgeben.

Der größte Teil der Muskeln setzt nicht direkt am Knochen an. Hier gehen die Faszien an beiden Seiten in ein Faserband, die Sehne, über, die im Knochen verankert ist. An Stellen, an denen die Sehne bei Zug von der Körperachse abweichen würde (zum Beispiel beim Beugen des Handgelenkes nach vorne) oder wo sie um Knochenvorsprünge geleitet wird, ist sie durch eine Sehnenscheide umhüllt. Die Sehnenscheide sondert wie die Gelenkinnenhaut Flüssigkeit ab, die als Gleitmittel wirkt. Damit die Sehnen an Knochenvorsprüngen nicht auffasern, sind sie durch Schleimbeutel, vergleichbar mit einem Wasserkissen, abgepolstert.

Wirbelsäule

Die Wirbelsäule besteht ebenfalls aus Knochen, Knorpelanteilen, Bändern, Muskeln und Sehnen. Die nach vorne gerundete Halswirbelsäule (Lordose) umfasst sieben Wirbel, die nach hinten gerundete Brustwirbelsäule (Kyphose) besteht aus zwölf Wirbeln und die wieder nach vorn gerundete Lendenwirbelsäule aus fünf Wirbeln. Nach unten schließt sich das dreieckige Kreuzbein an, mit dem die Wirbelsäule im Becken eingepasst ist. Am Kreuzbein hängt als kleiner Fortsatz noch das Steißbein.

Die einzelnen Wirbel haben einen sehr ähnlichen Aufbau. Der kräftige Wirbelkörper schaut nach vorne. Hinter ihm bleibt das Wirbelloch frei und bildet an der Wirbelsäule den Kanal, in dem das Rückenmark aus der Schädelbasis kommend – langsam dünner werdend – bis zum Kreuzbein zieht. Das Wirbelloch ist von dem

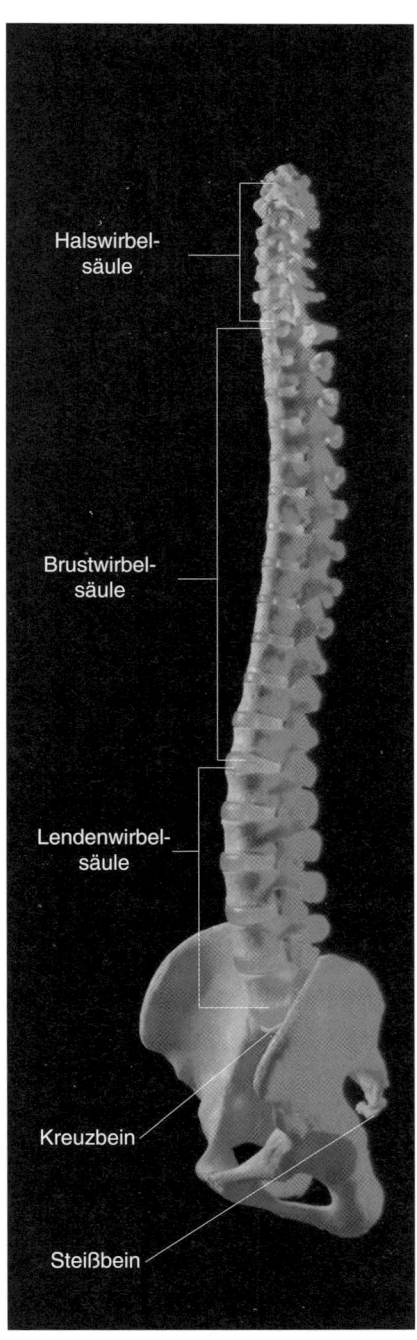

Aufbau der Wirbelsäule

Halswirbelsäule

Brustwirbelsäule

Lendenwirbelsäule

Kreuzbein

Steißbein

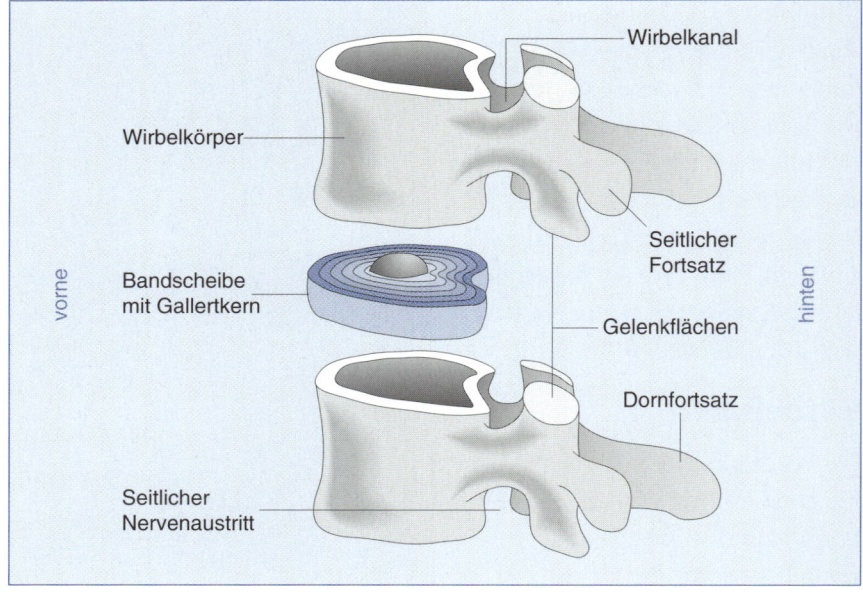

Aufbau der Wirbel

Wirbelkanal

Wirbelkörper

Bandscheibe mit Gallertkern

vorne

hinten

Seitlicher Fortsatz

Gelenkflächen

Dornfortsatz

Seitlicher Nervenaustritt

Glücklicherweise ist die Wirbelsäule keine starre Säule, sondern ein federnder Stab in Form eines doppelten S, sonst würden wir uns bei jedem kleinen Sprung eine Gehirnerschütterung einhandeln.

knöchernen Wirbelbogen umgeben, von dem nach links und rechts ein Ausläufer, der Querfortsatz, und nach hinten der Dornfortsatz abgehen. Die Kontur der Spitze des Dornfortsatzes ist am Rücken gut sichtbar und tastbar. An beiden Seiten des Wirbelbogens ragen kleine Gelenkfortsätze nach oben und unten. Sie haben zu den jeweiligen Gelenkfortsätzen des darüber und des darunter liegenden Wirbelbogens Kontakt. Diese korrespondierenden Knochen sind für ihre Funktion als „kleine Wirbelgelenke" mit Knorpel überzogen und von einer Gelenkkapsel umschlossen. Diese Gelenke sind bei Wirbelsäulenbewegungen für die Führung sehr wichtig.

Die „großen Wirbelgelenke" befinden sich zwischen den Wirbelkörpern und sind anders gestaltet. Hier dienen die Bandscheiben der Federung zwischen den Knochen. Aufgrund ihrer im wahrsten Sinne des Wortes tragenden Aufgabe sind sie sehr stabil gebaut. In der Mitte sitzt der Gallertkern wie ein Wasserkissen und sorgt elastisch für den Abstand zwischen den Wirbeln. Um diesen Kern der Bandscheibe sind wie bei einer Baumscheibe ringförmig Faserknorpel und Bindegewebsfasern angeordnet.

Wie bei den Gelenken an Armen und Beinen wird auch an der Wirbelsäule Stabilität durch Bänder, ein vorderes und ein hinteres Längsband so-

Fragen zur Krankengeschichte

- *Wann traten Ihre rheumatischen Beschwerden das erste Mal auf und welche Körperteile waren befallen?*

- *Wie verliefen die Rheumaattacken und was sind die aktuellen Beschwerden?*

- *Traten dabei deutliche Gelenkschwellungen auf und an welchen Gelenken? Waren die Gelenke verfärbt? Waren sie eher kalt oder heiß?*

- *Bestanden Augenentzündungen?*

- *Hatten Sie in letzter Zeit Harnwegsentzündungen?*

- *Bestanden Hauterkrankungen?*

- *Traten Durchfallerkrankungen auf?*

- *Waren Sie die letzten Monate vor Krankheitsausbruch im Ausland?*

- *Können Sie sich an Zeckenbisse erinnern?*

- *Traten in der letzten Zeit Fieber, Nachtschweiß, allgemeine Schwäche oder Gewichtsverlust auf?*

- *Leidet jemand in der Familie unter rheumatischen Erkrankungen oder Schuppenflechte?*

- *Wodurch bessern oder verschlechtern sich Ihre Beschwerden?*

- *Lindern Kälte oder Wärme Ihre Beschwerden?*

- *Sind die Beschwerden abends, morgens oder nachts schlimmer?*

Anhand dieses Fragenkatalogs können Sie Ihren Arztbesuch vorbereiten und so Ihren Arzt unterstützen.

wie Bänder zwischen den Knochenfortsätzen erreicht. Ebenfalls der Stabilität sowie der Beweglichkeit dienen eine Vielzahl von Muskeln, die sich zwischen den Knochenfortsätzen jeweils bis zum nächsten und zum übernächsten Nachbarwirbel ausspannen und zu den Rippen, zum Schädel, zum Schultergürtel und Beckengürtel führen. Eine wichtige Funktion für die Wirbelsäulenstabilität hat schließlich auch die Bauchmuskulatur.

Diagnosemethoden

Die Krankheitsschilderung (Anamnese) und die gründliche Untersuchung bilden auch heute noch die wichtigsten Grundlagen für die ärztliche Diagnose einer rheumatischen Erkrankung.

Die Anamnese muss gerade zur Bestätigung oder zum Ausschluss einer entzündlichen Erkrankung sehr umfassend sein. Daher wird Sie der Arzt auch nach früheren ähnlichen Ereignissen, aber auch nach anderen Organen, die bei der rheumatischen Krankheit mitreagieren können, befragen. In erster Linie kommen Haut, Augen, Harnwege und Verdauungssystem infrage. Wichtig ist auch, ob ein Zeckenbiss erinnerlich ist und ob bei Blutsverwandten eine Schup-

penflechte oder eine Wirbelsäulenversteifung aufgetreten ist.

Körperliche Untersuchung

Das Gleiche gilt für die körperliche Untersuchung. Gerade wenn die Erkrankung noch unklar ist, müssen nicht nur der aktuell betroffene Körperabschnitt, sondern der gesamte Bewegungsapparat und auch andere Organe, speziell die Haut und das Nervensystem, exakt untersucht werden. Neben der Beweglichkeit von Gelenken und Wirbelsäule prüft der Arzt unter anderem auch Druckschmerz, Schwellung, Deformität, Hauttemperatur und Kraft.

Laboruntersuchungen

Erst an nächster Stelle stehen Laboruntersuchungen. Die einfachste Untersuchung, die Bestimmung der Blutsenkung, ist gleichzeitig die wichtigste. Sie ist entscheidend für die Frage, ob eine entzündliche Erkrankung besteht. Wie bei jeder technischen Untersuchung gibt es natürlich auch hier Einschränkungen und Probleme. Einerseits kann auch eine aktive entzündliche Erkrankung in seltenen Fällen keine Laboraktivität zeigen, weniger aktive Krankheitsphasen gehen naturgemäß meist auch mit einer geringeren (oder fehlenden) Laborakti-

Laboruntersuchungen werden nicht nur zur Diagnosehilfe benötigt. Blut- und Urinkontrollen sind auch bei der Überprüfung der Medikamentenverträglichkeit, insbesondere bei Behandlung mit so genannten Basistherapien, unverzichtbar.

vität einher. Andererseits kann die Blutsenkungserhöhung auch durch andere Entzündungen im Körper, zum Beispiel eine Grippe oder Blasenentzündung, bedingt sein. Auf eine Entzündung können auch weitere Werte der Blutanalyse hinweisen: erhöhtes CRP (Entzündungseiweiß C-reaktives Protein), veränderte Verteilung des Bluteiweißes, erhöhte Zahl der Blutplättchen (Thrombozyten), Blutarmut erkennbar am erniedrigten Blutfarbstoff (Anämie) aufgrund von erniedrigtem Eisen.

Zur besseren Einordnung der Erkrankung können je nach Verdachtsdiagnosen noch weitere Laboranalysen durchgeführt werden. Am bekanntesten ist der so genannte Rheumafaktor, der oft zu Missverständnissen Anlass gibt; denn er kann trotz des bestechenden Namens nicht generell rheumatische Erkrankungen bestätigen. Wegweisend kann der Rheumafaktor nur bei chronischer Polyarthritis sein, doch auch hier tritt er in höchstens 70 % der Krankheitsfälle auf. Zu Beginn dieser Erkrankung ist die Häufigkeit noch niedriger.

Bei seltenen Muskelentzündungen weisen Muskelenzyme auf den Muskelabbau hin.

Bei den entzündlichen Bindegewebserkrankungen werden häufig in hoher Konzentration Antikörper gegen körpereigene Zellbestandteile, insbesondere Zellkerne, gefunden (antinukleäre Antikörper, ANA). Diese und die zahlreichen weiterführenden Antikörper sind eine wichtige Hilfe zur genauen Diagnose.

Andere Blutfaktoren, die zur Krankheitseinordnung genutzt werden, sind die Gewebsverträglichkeitsantigene (HLA-System). Hierbei handelt es sich um Gewebemerkmale, die wie die Blutgruppe unveränderbar zur genetischen Ausstattung eines Menschen gehören. Sie wurden zu Beginn der Transplantationen erforscht; denn sie sind für die Frage, ob ein Fremdorgan vertragen oder abgestoßen wird, von größter Bedeutung.

In der rheumatologischen Praxis wird vor allem das HLA-B27 bestimmt. Es findet sich bei 7 % der mitteleuropäischen Bevölkerung, bei den „seronegativen Spondarthritiden" wesentlich häufiger. Bei der bekanntesten Erkrankung dieser Gruppe, dem Morbus Bechterew, lässt sich das HLA-B27 bei über 95 % der Erkrankten nachweisen.

Für die große Zahl der Arthrosen und nicht entzündlichen Weichteilerkrankungen gibt es keine Labormarker. Für die Stoffwechselerkrankungen spielt nur die Harnsäurebestimmung als Hinweis auf die Gicht eine wesentliche Rolle.

Laborwerte sind nicht immer eindeutig: Manchmal lässt sich eine bestehende Entzündung nicht nachweisen, auch können andere Krankheitsherde die Diagnose auf Rheuma nahe legen.

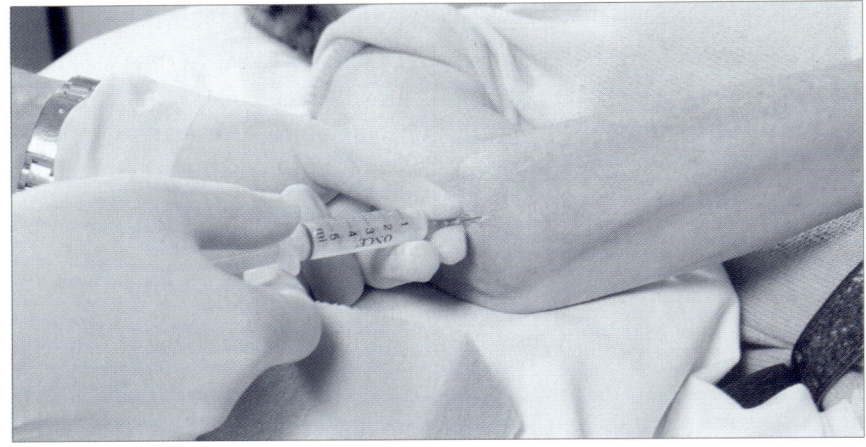

Punktion eines Ellenbogens

Die Laboruntersuchung der Gelenkflüssigkeit unter dem Mikroskop kann zusätzlich einige wichtige Informationen geben. Sie ist bei Verdacht auf Gicht, Pseudogicht oder eine bakterielle Gelenkentzündung wegweisend.

Röntgenaufnahmen

Röntgenaufnahmen sind bei Gelenk- und Wirbelsäulenerkrankung ebenfalls hilfreich, denn sie weisen knöcherne Veränderungen nach, die durch Abnutzungsvorgänge oder entzündliche Prozesse entstanden sind. Auch Stoffwechselerkrankungen und Neubildungen im Knochen können sich auf dem Röntgenbild zeigen. Weiterhin lassen sich an der Wirbelsäule auch Fehlstellungen und Fehlbildungen erkennen, ebenso Knochenabsprengungen oder Verkalkun-

Neben der direkten Ansicht der Gelenkanteile ermöglicht die Gelenkspiegelung auch die Entnahme von Gewebe und kleinere Operationen.

gen von Weichteilgeweben. Gelegentlich sind ergänzende Schichtaufnahmen (Tomogramme) notwendig. Sie werden heute meistens (je nach Fragestellung) mittels Computertomographie (CT) oder der ohne Röntgenstrahlen arbeitenden Magnetresonanztomographie (MRT) durchgeführt. Bei diesem Verfahren lassen sich auch Weichteile wie Knorpel und Bandscheiben sehr gut darstellen.

Zunehmende Bedeutung für die Gelenke hat die Ultraschalluntersuchung, die Sonographie, mit der Weichteile und auch Flüssigkeitsansammlungen sehr gut darzustellen sind.

Szintigraphie und Gelenkspiegelung

Eine weitere Untersuchungsmöglichkeit ist die Szintigraphie. Hierzu werden radioaktiv markierte Substanzen in die Vene gespritzt, die in bestimmten Geweben mit verstärkter Durchblutung oder verstärktem Umsatz angereichert werden. Bei Erkrankungen der Bewegungsorgane werden mit dem Isotop Technetium 99 Knorpel und Knochen dargestellt.

Eine eingreifendere diagnostische Methode ist die Gelenkspiegelung (Arthroskopie). Hierbei werden dem Patienten in lokaler Betäubung über mehrere Nadeln das optische Instrument sowie ein Beleuchtungsgerät und ein Absaugschlauch in das Gelenk geführt.

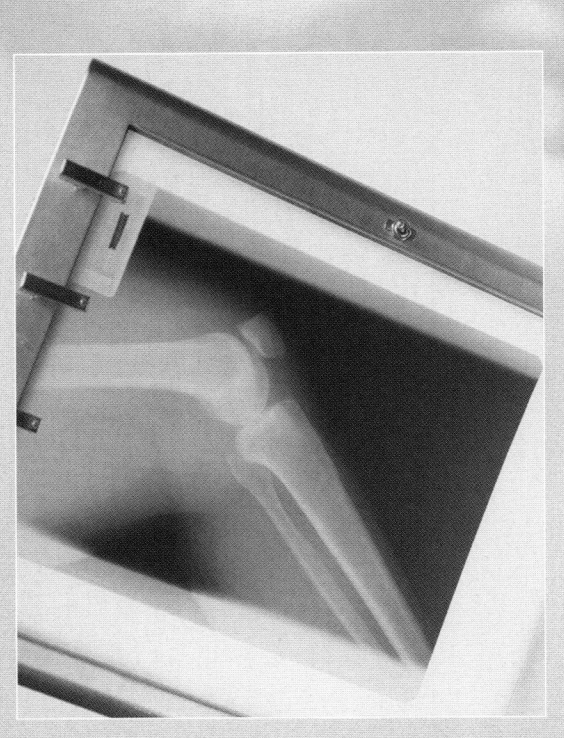

Erscheinungsformen von Rheuma

Chronische Polyarthritis und verwandte Erkrankungen

Die entzündlich rheumatischen Erkrankungen zeichnen sich durch eine chronische, das heißt lang anhaltende oder immer wiederkehrende Entzündung aus. Betroffen sein können ein Gelenk (Monarthritis), einige Gelenke (Oligoarthritis) oder viele Gelenke (Polyarthritis).

Bei allen entzündlichen Gelenkerkrankungen beginnt die Entzündung an der Gelenkinnenhaut. Diese Entzündung kann auf Knorpel, Knochen und Bänder übergreifen und damit zu einer Zerstörung des Gelenkapparates führen.

Chronische Polyarthritis

Die chronische Polyarthritis befällt Erwachsene am häufigsten zwischen dem 25. und 50. Lebensjahr. Eine Sonderform der Erkrankung kann auch Kinder, sogar schon im Säuglingsalter, und auch Menschen im hohen Lebensalter befallen. Frauen sind drei- bis viermal so häufig wie Männer betroffen. Ursache der chronischen Polyarthritis ist wie bei vielen anderen entzündlich rheumatischen Erkrankungen ein Autoimmunprozess. Hierbei verliert der Körper seine angeborene Fähigkeit, körpereigenes Gewebe als „eigenes" zu erkennen, und greift es an. Im Falle der chronischen Polyarthritis sind es insbesondere die Gelenkinnenhaut, aber auch die Innenhaut von Sehnenscheiden.

Wo die eigentlichen Ursachen (höchstwahrscheinlich sind es mehrere) dafür liegen, ist weiterhin unbekannt. Mit großer Wahrscheinlichkeit besteht eine ererbte Anlage. Am Krankheitsbeginn stehen Antigene. Dies können Bruchstücke körpereigenen Materials, aber auch Viren- oder Bakterienbestandteile sein. Wie bei einer Allergie reagiert das Immunsystem auf die Antigene. Es bildet Antikörper, die sich exakt diesen Antigenen auf die Spur setzen, sich ihnen anheften und weitere Aktionen in Gang setzen. Bei Autoimmunerkrankungen bildet sich schließlich ein

Die chronische Polyarthritis wird manchmal auch nach der englischen Bezeichnung rheumatoide Arthritis genannt. Die ältere Bezeichnung „primär chronische Polyarthritis" (pcP) ist heute nicht mehr gebräuchlich.

31

An der chronischen Polyarthritis erkrankt etwa 1 % der Bevölkerung, das heißt, in der Bundesrepublik leiden eine knappe Million Menschen an dieser Krankheit. Sie ist damit die sozialmedizinisch bedeutsamste entzündlich rheumatische Erkrankung.

selbst unterhaltender Kreislauf, der jahrelang anhalten kann.

Symptome

Im Frühstadium der Erkrankung bestehen häufig allgemeine Beschwerden wie Müdigkeit, Appetitlosigkeit, Gewichtsverlust, manchmal auch Fieber und nächtliches Schwitzen. Die Gelenkschmerzen und Gelenkschwellungen bestehen nur vorübergehend, ebenso ein Steifigkeitsgefühl in den Gelenken. Zu Beginn sind in der Regel auch nur wenige Gelenke betroffen. Nach kurzer Zeit kann die beginnende Erkrankung zum Stillstand kommen und kommt in wenigen Fällen damit auch für immer zur Ruhe. In den meisten Fällen flammt die Gelenkentzündung jedoch nach einigen Wochen wieder auf, die Schwellungen finden sich dann häufig symmetrisch, das heißt seitengleich an Händen und Füßen. An den Händen werden Handgelenke, Daumengelenke und die übrigen Fingergelenke mit Ausnahme der Endgelenke befallen. Die Gelenke zeigen typische Entzündungszeichen: Schmerz, Schwellung, Rötung (manchmal), Überwärmung und eine gestörte Bewegungsfunktion. Oft fällt der Faustschluss schwer oder ist gar nicht möglich. Ein weiteres Krankheitszeichen bei der chronischen Po-

lyarthritis ist die so genannte Morgensteifigkeit: Nach dem Aufwachen besteht an vielen Gelenken, besonders aber in den Fingern, ein Steifigkeitsgefühl, das manchmal Stunden anhält, sodass die Beweglichkeit im Allgemeinen am Abend besser als am Morgen ist. Durch die Beschwerden ist auch oft der Nachtschlaf gestört.

Der Verlauf der Erkrankung ist sehr unterschiedlich und es kann zu jedem Zeitpunkt eine Beruhigung, aber auch eine Verschlimmerung eintreten.

Diagnose

Von Anfang an sind in den meisten Fällen die Entzündungsfaktoren, insbesondere Blutsenkung und C-reaktives Protein, erhöht, der Eisenwert und später auch der Blutfarbstoff erniedrigt. Der Rheumafaktor ist anfangs nur bei einem Drittel, bei längerem Verlauf bei gut zwei Dritteln der Patienten nachweisbar.

Im Falle einer deutlichen Besserung der Erkrankung – spontan oder aufgrund von Medikamenten – können sich die Entzündungshinweise im Blut wieder zurückbilden, ebenso auch der Rheumafaktor. Statistisch gesehen verläuft die Erkrankung bei Rheumafaktor-negativen Patienten milder.

Jeder fünfte Rheumafaktor-positive Patient entwickelt Rheumaknoten, die erbsen- bis haselnussgroß über den Gelenkstreckseiten von Fingern, Ellenbogen, selten auch anderen Gelenken auftreten. Als große Seltenheit findet sich ein Rheumaknoten auch in inneren Organen, etwa der Lunge.

Röntgenologische Zeichen bilden sich erst nach etwas längerem Krankheitsverlauf aus. Die Frühzeichen sind eine Knochenentkalkung in Gelenknähe, speziell an Händen und Füßen. Im weiteren Verlauf können als Folge des Einwachsens der Gelenkinnenhaut in die Knochen Defekte in der Knochenrinde entstehen.

Im späteren Verlauf zeigen sich auf dem Röntgenbild manchmal Verschiebungen der Knochen gegeneinander. Eine entzündliche Schwellung findet sich nicht nur in den Gelenken, sondern auch in Sehnenscheiden. Von außen erkennbar ist dies vor allem im Hand- und Fußbereich.

Betroffene Organe

Am Knie bildet sich gelegentlich eine deutliche Schwellung der Kniekehle, die manchmal auch in die Wade reicht. Hierbei kann es sich um eine starke Erweiterung des Gelenkinnenraums nach hinten und unten handeln, die Bakerzyste genannt wird. Dieser Befund lässt sich heute sehr gut im Ultraschallbild darstellen,

> **Zeichen einer chronischen Polyarthritis**
> - *Erhöhte Blutsenkungsgeschwindigkeit*
> - *Morgensteifigkeit der Gelenke länger als eine Stunde*
> - *Schwellungen an mehreren Gelenken*
> - *Typische Knochenveränderungen röntgenologisch*
> - *Nachweis des Rheumafaktors*
> - *Rheumaknoten*

ebenso wie Gelenkergüsse und auch Sehnenscheidenentzündungen. Diese Darstellung ist vor allem an Gelenken nützlich, an denen sich eine Schwellung schlecht tasten lässt (zum Beispiel Hüftgelenk und Schulter).

Häufig und auch früh im Verlauf sind die Kiefergelenke betroffen. Sie können mit einer erschwerten Mundöffnung einhergehen.

Im Spätstadium einer schwer verlaufenden chronischen Polyarthritis ist an einem Teil der betroffenen Gelenke das Gelenkgewebe zerstört und die systemische Entzündung nimmt ab. Beschwerden bestehen jedoch meist weiterhin bedingt durch Fehlstellung und eine sich in diesem Spätstadium ausbildende Gelenkarthrose.

Bei einem Teil der Betroffenen zeigt die Erkrankung einen gutartigen Verlauf und führt auch noch nach vielen Jahren zu keinen wesentlichen Gelenkzerstörungen.

Komplikationen, die bei der chronischen Polyarthritis auftreten können

- *Karpaltunnelsyndrom: Taubheitsgefühl in den Fingern durch Druck auf Nerven*
- *Befall der Halswirbelsäule mit Kopfschmerzen, Schwindel und Gehstörung*
- *Erkrankung der Niere (Amyloidose)*
- *Raynaud-Phänomen: Verkrampfen von Fingergefäßen, das zu einer weißen, später auch bläulichen Verfärbung der betroffenen Finger führt*
- *Entzündung der Blutgefäße (Vaskulitis) mit Erkrankung von Haut , Nerven, Rippenfell, Herzbeutel, selten auch Lungen oder Nieren*
- *Felty-Syndrom: chronische Polyarthritis mit Abnahme der weißen Blutkörperchen und Vergrößerung der Milz*
- *Sjögren-Syndrom: Trockenheit in Mund und Augen*

Therapie

Trotz der Häufigkeit und der teilweise schwerwiegenden Folgen der chronischen Polyarthritis können die Möglichkeiten der Behandlung bis heute noch nicht als zufrieden stellend bezeichnet werden. Schmerz und Entzündung sind zwar medikamentös meist ausreichend beeinflussbar, doch ist nur bei einem Teil der Substanzen nachgewiesen, dass sie den Krankheitsverlauf und die Gelenkzerstörung nachhaltig beeinflussen. Die letzten zwei Jahrzehnte brachten neue Erkenntnisse über das Immunsystem, die auch die Entwicklung neuer Arzneimittel beeinflusst haben. Einige Substanzen sind neu eingeführt, andere in Erprobung und es ist damit zu rechnen, dass sie in den nächsten Jahren die Behandlung der chronischen Polyarthritis, aber auch anderer Autoimmunerkrankungen weiter verbessern.

Basistherapeutika

Medikamente, die sozusagen an der Wurzel, an der Basis der Erkrankung angreifen, werden hier auch traditionell Basistherapeutika genannt. Sie bilden die erste der drei Hauptsäulen der medikamentösen Therapie. Sie helfen bei gesicherter, aktiver chronischer Polyarthritis, den Krankheitsverlauf möglichst stark zu mildern und damit auch Folgeschäden zu verhindern.

Am häufigsten werden Sulfasalazin (zum Beispiel Azulfidine®) oder Methotrexat eingesetzt, bei schweren Verläufen auch Ciclosporin A, Azathioprin, TNF-alpha-Blocker und Endoxan. Weiterhin erfolgt die Therapie auch mit Goldinjektionen (Tauredon®) und Chloroquin.

Alle Basistherapeutika benötigen meist mehrere Monate, bis eine Wirkung zu erwarten ist. Schlägt das Medikament nicht an, muss ein anderes

Basistherapeutikum ausgewählt werden. Zur Verträglichkeit sind regelmäßige Labor- und ärztliche Kontrollen notwendig.

Da die Wirkung der Basistherapeutika erst verzögert einsetzt und die aktuellen Beschwerden auch stark schwanken können, werden meist zusätzlich entzündungshemmende Medikamente gegeben. Dies kann ein Cortisonpräparat sein, das anfangs meist etwas höher dosiert und im Verlauf auf die niedrigste Erhaltungsdosis heruntergesetzt wird. Oft kann das Präparat auch über lange Zeiten abgesetzt werden. Dies sollte jedoch immer in Vereinbarung mit dem behandelnden Arzt erfolgen, da gerade das schnelle Absetzen nach langer Therapiedauer zu gravierenden Problemen führen kann.

Bei weniger schweren Beschwerden sind auch cortisonfreie entzündungshemmende Medikamente, die so genannten nicht steroidalen Antirheumatika (NSAR), die recht häufig verordnet werden, einzusetzen.

Lokale Eingriffe

Ist nur ein Gelenk oder sind nur sehr wenige Gelenke stark oder wesentlich mehr als die übrigen betroffen, dann sind lokale Behandlungsmöglichkeiten in den Behandlungsplan einzubeziehen.

Der einfachste Eingriff ist die Punktion des Gelenkes zur Entlastung von einem großen Gelenkerguss. Meist folgt, um ein schnelles Wiederauftreten zu verhindern und die Entzündung herunterzuregulieren, die Injektion eines Cortisonpräparates in das Gelenk. Als nachhaltigere Eingriffe kommen Synoviorthesen infrage, die zum Abbau und zur Verschorfung der wuchernden Gelenkinnenhaut führen sollen. Ist die Gelenkinnenhaut schon zu dick oder sind weitere Eingriffe am Gelenk notwendig, wird eine Synovektomie, eine Ausschälung der Gelenkinnenhaut, durchgeführt, die entweder in offener Operation oder an einigen Gelenken auch durch das Arthroskop durchgeführt werden kann. Die nächstgrößeren Eingriffe sind ein Teilersatz der Gelenkflächen oder eine Totalendoprothese, bei der beide gelenkbildenden Knochenanteile durch ein Kunstgelenk ersetzt werden. Daneben gibt es noch versteifende Gelenkoperationen, die zur Schmerzlinderung und besseren Stabilität führen.

Physikalische Therapie

Genauso wichtig wie die medikamentöse Therapie ist bei der chronischen Polyarthritis die physikalische Therapie, die ebenfalls drei wichtige Säulen umfasst:

Wenn keine der genannten Medikamente angewendet werden können oder sie unwirksam sind, müssen reine Schmerzmedikamente eingesetzt werden.

Die Aufstellung eines individuellen Therapieplans erfordert gute Fachkenntnisse und Erfahrung mit Rheumapatienten.

▶ die Krankengymnastik, die die Beweglichkeit der Gelenke und die Kraft der Muskulatur wiederherstellen oder erhalten soll,

▶ die Ergotherapie, die den kräftesparenden und die Gelenke möglichst wenig belastenden Umgang bei Alltagsverrichtungen vermitteln und einüben soll,

▶ die Kältetherapie, die Schmerzen lindert und die Entzündung herabsetzt.

Bei der Planung der Therapie einer chronischen Polyarthritis ist es wichtig, Alter des Patienten, Aktivität und Verlauf der Erkrankung, Begleiterkrankungen und frühere Nebenwirkungen und den beruflichen und persönlichen Alltag einzubeziehen, um darauf den persönlichen Therapieplan mit vielen Einzeltherapien aufzubauen. In etwa viertel- bis halbjährlichen Abständen muss dann die Therapiestrategie überprüft und neu durchdacht werden, bei Problemen natürlich auch eher.

Zur Unterstützung der ärztlichen Therapie ist auch die Information und Unterweisung der Patienten wichtig.

Wie bei allen chronischen Erkrankungen wird die Therapie zum großen Teil ambulant durchgeführt, jedoch können schwere Schübe, Komplikationen oder auch die Neueinstellung bei einer frisch entdeckten und sehr aktiven Erkrankung den Aufenthalt in einer Rheuma-Akutklinik oder einer gut ausgerüsteten Rheumafach- bzw. Rehabilitationsklinik notwendig machen.

Die juvenile chronische Arthritis

Bei der juvenilen chronischen Arthritis oder Arthritis im Kindesalter handelt es sich um einen entzündlichen Gelenkbefall einiger oder vieler Gelenke, der schon vor dem 16. Lebensjahr auftritt. Drei Hauptformen werden unterschieden:

▶ Die systemische juvenile chronische Arthritis, auch Still-Syndrom genannt. Neben dem Gelenkbefall zeigen sich abendliche Fieberschübe und teilweise auch Befall innerer Organe und der Haut sowie Lymphknotenschwellungen.

▶ Die zweite Form ist der chronischen Polyarthritis des Erwachsenenalters sehr ähnlich, beginnt jedoch im frühen Lebensalter.

▶ Die dritte Form betrifft weniger Gelenke und ist oft mit einer Regenbogenhautentzündung (Iritis) verknüpft. Das Gewebsantigen HLA-B27 findet sich häufig. Im weiteren Verlauf kann die Erkrankung in eine seronegative Spondarthropathie übergehen.

Schwere Fälle der juvenilen chronischen Polyarthritis können vor allem bei Beginn in sehr frühem Alter zu Wachstumsstörungen führen.

Die Therapie der juvenilen chronischen Polyarthritis entspricht im Großen und Ganzen der Therapie der chronischen Polyarthritis. Vor kurzem ist eine Patientenschulung speziell für rheumakranke Kinder und ihre Eltern erarbeitet worden (siehe auch Patientenschulungen).

Von der juvenilen chronischen Arthritis abzugrenzen ist die akut, aber nur kurzzeitig im Säuglings- oder Kleinkindalter auftretende, meist durch einen Virusinfekt ausgelöste Coxitis fugans (flüchtige Hüftgelenkentzündung). Die Kinder haben Hüftschmerzen und hinken. Die Laborwerte sind unauffällig. Die Therapie erfolgt zur Schmerzlinderung mit Parazetamol oder nicht steroidalen Antirheumatika.

Eine Sonderform der juvenilen chronischen Arthritis ist der **Morbus Still des Erwachsenenalters**. Hier geht die Polyarthritis ebenfalls mit hohem Fieber sowie blassroten Hautausschlägen einher.

Psoriasisarthritis (chronische Arthritis bei Schuppenflechte)

Bei der Psoriasisarthritis handelt es sich um eine chronische entzündliche Gelenkerkrankung bei Schuppenflechte, die in einigen Fällen auch die Wirbelsäule mit einbezieht. Die Schuppenflechte (Psoriasis) kann gleichzeitig mit der Arthritis, vor der Arthritis oder nach Beginn der Arthritis auftreten. In einigen Fällen lässt sich die Psoriasisarthritis nur an ihrem besonderen Gelenkbefall und röntgenologischen Zeichen erkennen, wenn nämlich die Schuppenflechte nie auftritt. In der Regel findet sie sich dann jedoch bei Blutsverwandten.

Im Gegensatz zur chronischen Polyarthritis ist die Psoriasisarthritis erst vor wenigen Jahrzehnten als eigene Gelenkerkrankung beschrieben worden. Sie kommt bei Männern und Frauen etwa gleich häufig vor und betrifft zu irgendeinem Zeitpunkt etwa 20 % aller Menschen, die an einer Schuppenflechte leiden. Die Erkrankung tritt am häufigsten zwischen dem 20. und 40. Lebensjahr auf.

Der Verlauf der Psoriasisarthritis ist in vielen Fällen milder als bei der chronischen Polyarthritis, die Schwellungen sind seltener, oft auch schwächer, und Gelenkrötung und Überwärmung fehlen. Im Gegensatz zur chronischen Polyarthritis sind meist weniger Gelenke betroffen und der Befall ist weniger symmetrisch. In einzelnen Fällen kann die Psoriasisarthritis auch zu schweren knöchernen Zerstörungen führen. Oft befinden sich mehrere betroffene Gelenke

Andere Namen für die Psoriasisarthritis sind Arthritis psoriatica oder Arthropathia psoriatica.

Der Zusammenhang zwischen der Schuppenflechte und der Psoriasisarthritis kommt dadurch zustande, dass die Veranlagung für beide Erkrankungen an ein gemeinsames Erbmerkmal gekoppelt ist.

Für die Verdickungen an Fingern und Zehen hat sich die Bezeichnung Wurstfinger oder Wurstzeh eingebürgert.

an einem Finger oder Zeh; dies wird „strahlförmiger Befall" genannt. Hierbei kann der befallene Finger oder Zeh insgesamt verdickt sein. Im Gegensatz zur chronischen Polyarthritis sind auch häufig die Fingerendgelenke betroffen.

Zusätzlich zu den Gelenken der Arme und Beine können auch die Gelenke zwischen dem Brustbein und den Rippen bzw. dem Brustbein und dem Schlüsselbein betroffen sein. Häufig sitzen Schmerzen auch am Fersenbein. Entzündungen können auch an Sehnenansätzen auftreten, zum Beispiel an der seitlichen Hüfte, am Sitzbein oder am Schambein. Einbezogen werden kann auch das Kreuz-Darmbein-Gelenk (Iliosakralgelenk) und die Wirbelsäule.

Die Schuppenflechte kann ebenfalls sehr unterschiedlich verlaufen. Im Gegensatz zur häufigsten Form, der Psoriasis vulgaris, kann auch isoliert an den Hand- und Fußflächen eine sehr stark entzündliche Form, die Psoriasis pustulosa, auftreten.

Am häufigsten finden sich Psoriasiszeichen am behaarten Kopf, hinter dem Ohr, im Gehörgang, an Ellenbogen- und Kniestreckseiten, im Nabel, an den Gesäßfalten, Unterschenkeln, aber auch jeder beliebigen anderen Stelle. Bei Befall der Nägel kommt es zu weißlichen oder gelbbräunlichen Flecken oder zu punktförmigen Eindrücken in den Nägeln (Tüpfelnägel).

Das Labor erlaubt bei der Psoriasisarthritis leider keine so eindeutige Aussage wie bei der chronischen Polyarthritis. Die Entzündungszeichen treten nicht immer und oft nur schwach ausgeprägt auf, der Rheumafaktor ist nicht häufiger nachweisbar als bei der Durchschnittsbevölkerung.

Etwas häufiger als im Bevölkerungsdurchschnitt findet man das HLA-B27, das etwa in 40 % der Fälle eine Psoriasisarthritis ohne Wirbelsäulenbeteiligung und in 60 % mit Wirbelsäulenbeteiligung gefunden wird.

Auch röntgenologische Veränderungen treten später und seltener als bei der chronischen Polyarthritis auf. Neben Knochendefekten wie bei der chronischen Polyarthritis können auch knöcherne Anbauten (ähnlich wie bei einer Arthrose) und in typischer Weise auch zarte Knochenausläufer an den äußersten Knochenenden der Finger und Zehen auftreten.

Die Therapie der Psoriasisarthritis unterscheidet sich nur wenig von der der chronischen Polyarthritis. Einige Medikamente wie Cortisonpräparate und die „Basismedikamente" Methotrexat und Cyclosporin haben gleichzeitig eine starke Wirkung auf die Hauterkrankung.

Gelenkrheuma als Folge von Infekten (reaktive Arthritis)

Gelenkentzündungen, die durch Infektionserreger (zum Beispiel Bakterien oder Viren) ausgelöst werden, bei denen man aber keine Erreger im Gelenk findet, werden auch als reaktive Arthritiden bezeichnet. Sie sind also deutlich von einer bakteriellen oder eitrigen Arthritis zu unterscheiden! Der Verlauf dieser Erkrankung ebbt häufig nach wenigen Wochen oder Monaten ab, nur selten nimmt die Erkrankung einen chronischen Verlauf.

Als Ursache der reaktiven Arthritis nimmt man eine überschießende immunologische Reaktion bei der Auseinandersetzung zwischen dem Körper und dem Erreger an.

Das Reiter-Syndrom

Das so genannte Reiter-Syndrom (Morbus Reiter) ist eine reaktive Arthritis, die oft chronisch verläuft. Häufig sind junge Männer betroffen.

Die Hauptmerkmale des Reiter-Syndroms sind eine Bindehautentzündung des Auges (Konjunktivitis), eine Harnröhrenentzündung (oder eine Durchfallerkrankung) und eine Arthritis. Die Kniegelenke sind besonders häufig betroffen. Gelegentlich kommt es auch zu einer Wirbelsäulenbeteiligung, die der Bechterew'schen Erkrankung sehr ähnlich ist. Zusätzlich können Hautausschläge auftreten, zum Beispiel an der Mundschleimhaut oder auch am Penis. Hautveränderungen an den Fußsohlen sehen wie eitrige Blasen aus, sind jedoch nicht infektiös. Auch psoriasisähnliche Hautausschläge sind möglich. Die Erkrankung kann sehr schwer verlaufen, mit starken allgemeinen Krankheitszeichen und Gewichtsverlust.

Im Labor sind die Entzündungszeichen meist deutlich erhöht. Bei über

Häufige Erreger einer reaktiven Arthritis:

- *Borrelien*
- *Brucellen*
- *Chlamydien*
- *Gonokokken*
- *Hepatitis-B-Viren*
- *Mykoplasmen*
- *Röteln-Viren*
- *Salmonellen*
- *Shigellen*
- *Streptokokken*
- *Yersinien*

Die auslösenden Erreger führen oft zu einer vorausgehenden Erkrankung im Bereich der Harnwege, gelegentlich auch der Geschlechtsorgane oder im Darm. Das Merkmal HLA-B27 wird bei der überwiegenden Zahl der reaktiven Arthritiden gefunden.

Im Gegensatz zu Ländern der Dritten Welt findet man das rheumatische Fieber in Mitteleuropa heute fast nicht mehr.

der Hälfte der Erkrankten wird das HLA-B27 gefunden.

Das rheumatische Fieber

Im Anschluss an Halsentzündungen, insbesondere auch eine Mandelentzündung, ist bis vor wenigen Jahrzehnten das rheumatische Fieber so oft aufgetreten, dass man diese Erkrankung mit „Rheuma" gleichsetzte. Häufig waren Kinder betroffen. Ursache der Erkrankung ist die Infektion mit einem bestimmten Streptokokken-Typ. Bakteriengiftstoffe (Toxine) führen zu einer immunologischen Reaktion, die das rheumatische Fieber auslöst.

Die Erkrankung, die bei uns heute vorwiegend bei Erwachsenen gefunden wird, zeigt sich besonders an großen Gelenken wie Hüfte und Schultern. Der typischerweise „wandernde" Gelenkbefall führt jedoch fast nie zu einer Zerstörung der Gelenke. Ein weiterer Angriffspunkt der Erkrankung ist das Herz. Entzündliche Veränderungen können am Herzmuskel (Myokarditis), dem Herzbeutel (Perikarditis) und den Herzklappen (Endokarditis) auftreten. Als Spätfolge kann es zu einem Herzklappenfehler kommen. Weitere Symptome sind Fieber, unwillkürliche Bewegungen (Veitstanz) und Hautveränderungen.

Die Lyme-Arthritis wurde erstmals vor knapp 25 Jahren in der Ortschaft Lyme in den USA festgestellt und beschrieben, während der Befall der Haut und des Nervensystems schon seit langem bekannt ist.

An Laborzeichen wird auch hier eine erhöhte Blutsenkung gefunden. Als Nachweis einer Auseinandersetzung mit dem Erreger zeigt sich ein erhöhter Streptolysintiter, der allerdings bei vielen Menschen gefunden wird und daher nur in Verbindung mit anderen typischen Symptomen für die Erkrankung zu werten ist. Wichtig ist auch ein Rachenabstrich zur Identifizierung des Erregers.

Die Therapie erfolgt hoch dosiert mit Penizillinen, eine Langzeittherapie schließt sich an.

Die Lyme-Arthritis

Die Lyme-Arthritis ist eine weitere durch Erreger ausgelöste Gelenkentzündung. Sie wird auch Lyme-Borreliose genannt. Sie wird vor allem durch Zeckenbisse übertragen; allerdings kommt es nur relativ selten im Anschluss an einen Zeckenbiss auch zur Infektion.

Bei der Borrelien-Infektion werden folgende Stadien unterschieden:

▶ Wandernde Rötung (Erythem), die sich ausdehnt und im Zentrum später wieder hell wird. Gelegentliche Gelenkschmerzen.

▶ Nach ein bis drei Monaten kann es zu einer Nervenentzündung kommen mit brennenden Schmerzen, gelegentlich Lähmung, zum Beispiel Gesichtslähmung (Fazialispa-

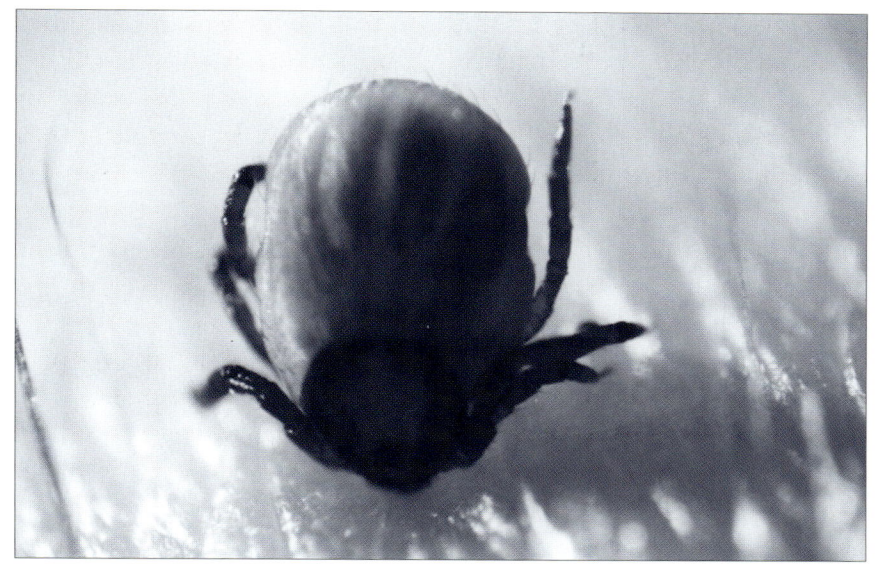

Etwa jede zehnte Zecke ist mit dem Erreger Borrelia burgdorferi infiziert.

rese). Selten treten Hirnhautentzündungen und Herzrhythmusstörungen auf. In diesem Stadium kann es auch zu Gelenkschmerzen und Gelenkentzündungen kommen, ebenso zu schmerzhaften Muskelentzündungen.

▶ Lyme-Arthritis. Schubweiser Befall mehrerer Gelenke, bevorzugt des Kniegelenkes. In seltenen Fällen kommt es zu einer Gelenkzerstörung. Auch in diesem Stadium können Nervenerkrankungen sowie eine atrophische Hautentzündung auftreten.

Für die Diagnose ist die Bestimmung von Borrelien-Antikörpern hilfreich, die in spezialisierten Labors durchgeführt wird. Die Ergebnisse müssen aber immer in Verbindung mit den Krankheitszeichen beurteilt

---

So beugen Sie Zeckenbefall vor

- *Bei Waldspaziergängen geschlossene Kleidung und festes Schuhwerk tragen*
- *Hohes Gras und niedriges Gesträuch meiden*
- *Anwendung von Insekten abweisenden Mitteln*
- *Kontrolle des ganzen Körpers auf Zeckenbefall nach Aufenthalt in der Natur.*
- *Zecke richtig entfernen: Zecke mit der Pinzette möglichst nahe an der Haut erfassen und ohne Drehung herausziehen. Bei Quetschung der Zecke können Erreger in die Haut gedrückt werden. Ebenso darf die Zecke nicht mit Öl, Alkohol, Nagellackentferner und Ähnlichem benetzt werden, da sie sonst erbricht und den Erreger in die Blutbahn bringt.*

werden, denn die Diagnose wird in letzter Zeit zu häufig gestellt. Die Therapie erfolgt vor allem in den frühen Stadien mit Antibiotika, zusätzlich mit nicht steroidalen Antirheumatika oder Cortisonpräparaten.

Bakterielle (eitrige) Infektion

Während die zuvor genannten Erkrankungen ausschließlich oder überwiegend durch eine krankhafte Reaktion des Immunsystems auf einen Erreger ausgelöst wurden, haben wir es bei der bakteriellen Arthritis mit einer Erregerausbreitung im Gelenk zu tun. Der Körper versucht dabei, die Bakterien durch Abwehrzellen, die weißen Blutkörperchen (Leukozyten), zu bekämpfen. Über den Blutweg werden diese in das Gelenk gelockt und fressen die Bakterien. Dabei gehen die Leukozyten jedoch zugrunde und zerfallen zu Eiter. Die Bakterien sowie die Abbauprodukte führen zu einer starken Entzündungsreaktion, die in kurzer Zeit eine Gelenkschädigung zur Folge hat. Die häufigsten Erreger sind Staphylokokken (klassische Eitererreger an der Haut) und Tuberkelbakterien. Das betroffene Gelenk ist meist stark geschwollen, überwärmt, gerötet und sehr schmerzhaft.

Fast immer besteht deutlich herabgesetztes Allgemeinbefinden und oft auch Fieber. Dehnt sich der Bakterienbefall auf weitere Organe aus, besteht Lebensgefahr. Bei abwehrgeschwächten oder sehr alten Menschen kann der Gelenkbefall weniger eindrücklich sein.

Bei der Laboruntersuchung fällt ein ausgeprägter Anstieg der Entzündungswerte und der Leukozyten auf. Die abpunktierte Gelenkflüssigkeit ist schon vom Anblick her auffällig.

Die Behandlung erfolgt durch schnelle und gezielte Antibiotikagabe. Meist ist zusätzlich eine gründliche Gelenkspülung notwendig. Weiterhin sind starke Schmerzmittel erforderlich. Nach Ausheilung bleibt die Funktion des Gelenkes oft beeinträchtigt. Die Gefahr eines Wiederauftretens der Erkrankung (Rezidiv) kann nicht ganz ausgeschlossen werden. In ähnlicher Weise wie an den Gelenken kann sich eine bakterielle Infektion auch an der Wirbelsäule abspielen und befällt meist die Bandscheibe oder Wirbelkörper und Bandscheibe. Die Maßnahmen ähneln den oben genannten.

Entzündlicher Gelenk- und Wirbelsäulenbefall

Eine große Gruppe entzündlich rheumatischer Erkrankungen wurde in

Bakterien kommen meist über die Blutbahn in das Gelenk, selten direkt durch die Haut.

Merkmale der seronegativen Spondylarthropathien

- *Gelenkbefall: mehrere Gelenke (Oligoarthritis), nicht symmetrische Verteilung*
- *Wirbelsäulenbeteiligung: Sakroiliitis, Spondylitis*
- *Familiäre Häufung*
- *Hautbefall: Psoriasis oder andere Hautveränderungen*
- *Harnwegsentzündung oder akute Durchfallerkrankung*
- *Chronisch-entzündliche Darmerkrankung*
- *Sehnenansatzschmerzen (Entesiopathien)*
- *Seronegativität: Rheumafaktor nicht häufiger als in der Bevölkerung*
- *HLA-B27 oft nachweisbar*

jüngerer Zeit unter dem Oberbegriff **seronegative Spondylarthropathien** zusammengefasst. Der Begriff besagt, dass bei dieser Erkrankungsgruppe der Rheumafaktor nicht häufiger als in der Gesamtbevölkerung gefunden wird und dass die Wirbelsäule und die Gelenke befallen werden können. Die Hauptvertreter dieser Gruppe sind:

- Bechterew'sche Erkrankung
- Arthritis bei entzündlichen Darmerkrankungen
- Psoriasisarthropathien
- Reaktive Arthritis.

Morbus Bechterew

Die Bechterew'sche Erkrankung, in der Fachliteratur als Spondylitis ankylosans bezeichnet, wurde erstmals Ende des 19. Jahrhunderts von dem russischen Neurologen Wladimir Bechterew beschrieben. Die Erkrankung beginnt im jungen Erwachsenenalter. Bei 0,1 bis 0,2 % der Bevölkerung wird eine Bechterew'sche Erkrankung diagnostiziert. Die Ursache ist nicht geklärt. Seit langem weiß man, dass die Erkrankung familiär gehäuft auftritt. Dies spiegelt sich auch in dem hohen Auftreten des vererbten Gewebsantigens HLA-B27 wider.

Wenn auch 95 % der Bechterew-Kranken HLA-B27-positiv sind, so tritt die Erkrankung doch nur bei jedem 50. Menschen auf, der das HLA-B27 besitzt.

Symptome

Die Krankheitsverläufe können äußerst unterschiedlich sein und bleiben oft im Stadium der Kreuz-Darmbein-Entzündung (Sakroiliitis) stehen. Frühsymptome der Erkrankung sind tief sitzende Kreuzschmerzen, die oft auch in Gesäß, Oberschenkel und Leisten strahlen. Typischerweise treten sie nach längerer Ruhe, vor al-

Seronegative Spondylarthropathien treten gehäuft innerhalb einzelner Familien auf.

Morbus Bechterew wird auch heute noch im Durchschnitt mehrere Jahre nach Auftreten der ersten Symptome diagnostiziert.

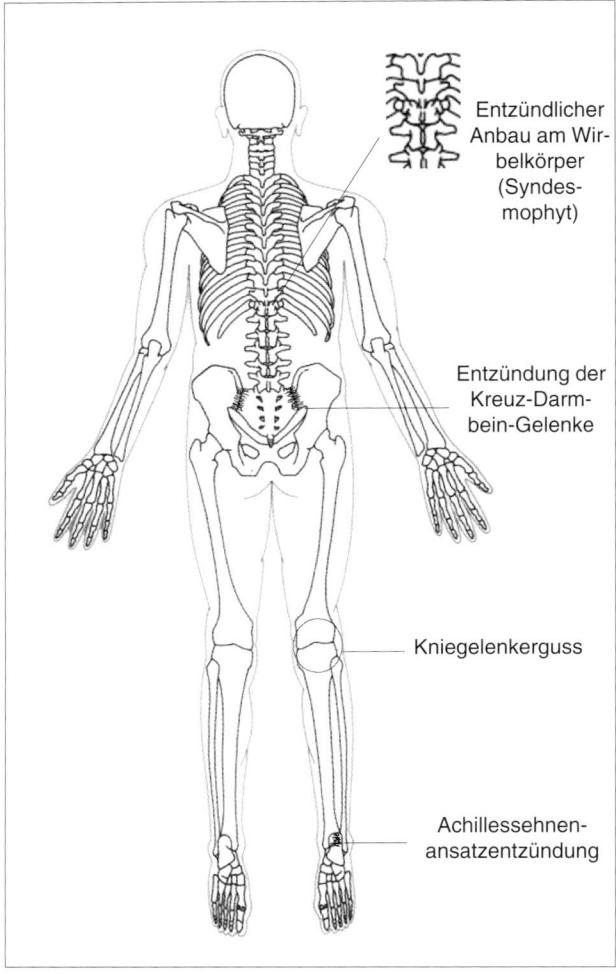

Entzündlicher Anbau am Wirbelkörper (Syndesmophyt)

Entzündung der Kreuz-Darmbein-Gelenke

Kniegelenkerguss

Achillessehnenansatzentzündung

Veränderungen an Gelenken, Sehnen und Wirbeln bei Morbus Bechterew

lem auch in den frühen Morgenstunden, auf. Nach Bewegen oder Umherlaufen bessern sich die Beschwerden und die Betroffenen können wieder weiterschlafen. Im weiteren Krankheitsverlauf kommt es auch zu Sitzbeinschmerzen, Beschwerden bei Tätigkeiten mit vornüber gebeugter Stellung und beim Heben. Zusätzlich kann allgemeine Abgeschlagenheit hinzukommen. Nicht selten tritt im Anfangsstadium auch eine Arthritis auf, die am häufigsten das Kniegelenk betrifft. Diese Form der Gelenkbeteiligung bildet sich in der Regel nach einigen Tagen bis Wochen zurück. Nur bei einem kleinen Teil der Erkrankten kommt es zu einer häufigen oder durchgehenden Gelenkbeteiligung. Weitere Schmerzorte können das Brustbein und die Ferse sein.

Typisch für die Bechterew'sche Erkrankung ist eine Organbeteiligung des Auges. Die Regenbogenhautentzündung (Iritis) tritt häufiger auf als die Entzündung der vorderen Augenkammer (Uveitis anterior). In sehr seltenen Fällen kommt es zu einer Herzbeteiligung.

Greift die Erkrankung weiter auf die Wirbelsäule über, entstehen die ersten entzündlichen Veränderungen meist an der Brustwirbelsäule bzw. an ihrem Übergang zur Lendenwirbelsäule. Die Halswirbelsäule wird meist zuletzt befallen. Dabei kann es zu einer Entzündung der Wirbelkörperkanten kommen, an denen sich kleine Knochenfortsätze (Syndesmophyten) bilden, die in Richtung des darüber oder darunter liegenden Wirbels wachsen. In fortgeschrittenen Fällen können die Syndesmophyten von zwei Wirbeln verwachsen. Sie haben nun den dazwischen liegenden Bandscheibenraum überbrückt. Damit ist die Beweglichkeit zwischen diesen Wirbeln aufgehoben. Die zweite Form der Wirbelsäulenentzündung macht sich zwischen den kleinen Wirbelgelenken bemerkbar. Hier kommt es als späte Entzündungsfolge zu einer knöchernen Verbindung und Versteifung zwischen den betroffenen Wirbeln. Auch in den Iliosakralgelenken kann das Gelenk infolge der Entzündung knöchern durchbaut werden (Ankylosierung). Hierdurch werden die Beschwerden gelindert, eine Bewegungseinbuße wird dabei nicht bemerkt.

Der Wirbelsäulenbefall führt oft zu einer Bewegungseinschränkung, die sich beim Beugen und Bücken in der fehlenden Entfaltung vor allem der Lenden- und Halswirbelsäule zeigt. Ebenso kann die Drehbewegung der Wirbelsäule eingeschränkt sein. Ziel aller Therapiemaßnahmen wird sein, die Beweglichkeit möglichst gut zu erhalten und – falls eine gewisse Versteifung nicht zu vermeiden ist – zu erreichen, dass sie in günstiger Stellung erfolgt.

Der Arzt wird für die Diagnosestellung, aber auch zur Beurteilung des Krankheitsverlaufes großen Wert auf die Wirbelsäulenuntersuchung legen und unter anderem die Wirbelsäulenentfaltung (Schober-Zeichen, Ott-Zeichen), den Finger-Bodenabstand und den Hinterkopf-Wandabstand vermessen. Da durch die Wirbelsäulenbeteiligung die Entfaltung des Brustkorbes behindert wird, kontrolliert man auch den Brustkorbumfang in Ein- und Ausatmung. Die Laboruntersuchung kann, muss aber nicht auf eine Entzündung hinweisen. Das HLA-B27 ist bei den meisten Erkrankten nachweisbar. Im Röntgenbild lassen sich Veränderungen an den Iliosakralgelenken und der Wirbelsäule gut erkennen. Eine frische Kreuz-Darmbein-Entzündung (Sakroiliitis) ist durch die Kernspintomographie nachweisbar. Die Szintigraphie weist manchmal „falsch positive" Befunde auf und ist deshalb sehr kritisch für die Diagnosestellung zu werten.

Therapie des Morbus Bechterew

Wichtigste Therapiemaßnahme beim Morbus Bechterew ist die gezielte Krankengymnastik und die selbstständige, möglichst tägliche Durchführung der erlernten Übungen.

Damit dies möglich ist, müssen die Schmerzen gelindert sein. Am besten gelingt dies durch die nicht steroidalen Antirheumatika. Sie sollten so do-

Früher glaubte man, dass Morbus Bechterew bei Männern häufiger als bei Frauen auftritt. Tatsächlich kommt die Krankheit bei Männern häufiger vor, verläuft jedoch bei Frauen meist milder.

Zum Glück sind Verläufe mit sehr starker Wirbelsäulenverkrümmung (wie sie auch noch in manchem Lexikon abgebildet ist) heutzutage selten.

Günstig für Bechterew-Patienten sind Berufe ohne schwere körperliche Arbeit und mit der Möglichkeit, neben sitzender Tätigkeit auch abwechselnd zu stehen und zu gehen (Stehpult!).

siert werden, dass ein normales Privat- und Berufsleben möglich ist.

Bei hochgradigen Beschwerden ist auch der kurzzeitige Einsatz von Cortisonpräparaten sinnvoll. Basismedikamente haben sich nur bewährt, wenn neben dem Wirbelsäulenbefall auch eine chronische Beteiligung peripherer (= nicht der Wirbelsäule zugehöriger) Gelenke besteht. Hierbei werden am häufigsten die Substanzen Sulfasalazin und Methotrexat eingesetzt.

Bei sehr stark beeinträchtigender Wirbelsäulenverkrümmung können Aufrichteoperationen durchgeführt werden; diese Eingriffe sind sehr aufwendig und wenigen spezialisierten Zentren vorbehalten.

Die spezielle Bechterew-Gymnastik fördert die Beweglichkeit und stärkt die Wirbelsäulenmuskulatur, um der Neigung zur Beugung nach vorne besonders entgegenzuwirken. Hiermit wird außerdem der krankheitsbedingten Neigung zur Osteoporose gegengesteuert. Wichtig sind ebenfalls Atemübungen und Muskeldehnungsübungen.

Zur Lockerung der Muskulatur tragen lokale Wärmemaßnahmen (zum Beispiel Moor, Fango, Wärmflasche) bei. Auch intensive Kältebehandlung (Kältekammer) ist bei einem Teil der Patienten schmerzlindernd wirksam.

Weiterhin ist sportliche Betätigung zu empfehlen, soweit sie nicht zur Erschütterung der Wirbelsäule führt und keine ruckartigen Drehbewegungen beinhaltet. Empfehlenswert sind Laufen auf weichem Boden, Skilanglauf, Schwimmen.

Regelmäßige und angemessene Therapie hat dazu geführt, dass Bechterew-Patienten in wesentlich höherem Prozentsatz als bei anderen entzündlich rheumatischen Erkrankungen bis zur Altersrente erwerbsfähig bleiben können.

Arthritis bei chronisch entzündlichen Darmerkrankungen

Die auch enteropathische Arthritis genannte Erkrankung tritt im Zusammenhang mit den Darmentzündungen Morbus Crohn und Colitis ulcerosa auf. Im Gegensatz zu den reaktiven Arthritiden wird bei diesen Erkrankungen kein Erreger gefunden. Eine entzündliche Gelenk- oder Wirbelsäulenbeteiligung kommt bei 5–10 % der Erkrankten vor. Meist geht die Darmerkrankung voraus, aber der Darmbefall kann auch erst nach Jahren der Arthritis folgen.

Die rheumatische Erkrankung tritt meistens zusammen mit einem Schub des Darmleidens auf und befällt vor allem Knie, Füße und Hände. Daneben können auch die Iliosakralgelenke und die Wirbelsäule – ähnlich wie bei Morbus Bechterew – befallen sein.

Als sehr seltene Darmerkrankung, die ebenfalls mit einer Spondarthritis einhergehen kann, sei der Morbus Whipple erwähnt.

Die Therapie der Gelenk- und Wirbelsäulenerkrankung erfolgt mit nichtsteroidalen Antirheumatika, teilweise auch Cortisonpräparaten. Bei chronischen Verläufen werden auch Basistherapeutika eingesetzt. Cortison und das Basismedikament Sulfasalazin haben zusätzlich auch Wirkung auf die Darmerkrankung.

Entzündungen des Bindegewebes und der Gefäße

Einige entzündlich rheumatische Erkrankungen, die sich durch Gelenkbeschwerden, Hauterscheinungen und Veränderungen an inneren Organen auszeichnen, wurden schon vor langer Zeit als Kollagenosen (Bindegewebserkrankungen) zusammengefasst.

Heute wissen wir, dass diese Autoimmunerkrankungen sehr unterschiedlicher Natur sind. Die Erkrankungen können sehr schwere Verläufe haben und treten selten auf.

> **So beugen Sie Krankheitsschüben bei SLE vor**
>
> - *Körperliche und psychische Belastungen vermeiden*
> - *Vernünftige und ausgewogene Ernährung*
> - *Der Gefahr von Infektionen möglichst aus dem Wege gehen*
> - *Direkte Sonne vermeiden: Schutz durch medizinische Sonnenschutzcremes*
> - *Bei der Planung einer Schwangerschaft ist eine Beratung über einen günstigen Zeitpunkt und die Überwachung durch alle behandelnden Fachärzte sinnvoll.*

Systemischer Lupus erythematodes (SLE)

Der SLE tritt etwa in einem Fall unter 2000 Einwohnern auf und findet sich zehnmal häufiger bei (meist jüngeren) Frauen als bei Männern. Die Ursache der Autoimmunerkrankung ist unbekannt, eine genetische Veranlagung ist anzunehmen. Das Krankheitsbild kann auch durch bestimmte Arzneimittel ausgelöst werden (Hydralazin, Procainamid, Benzodiazepine und andere). Auch eine Schwangerschaft kann als Auslöser wirken.

Das charakteristische Krankheitsbild zeigt eine schmetterlingsförmige Rötung (Lupus) im Gesicht, von der die Krankheit ihren Namen hat, aber auch andere Hautveränderungen. Die

Der SLE kann mit anderen Kollagenosen oder auch einer chronischen Polyarthritis überlappen.

Gelenkbeteiligung führt nur selten zu Gelenkzerstörungen. Zusätzlich können auch durch eine Muskelentzündung bedingte Schmerzen auftreten. Weitere Symptome sind allgemeine Schwäche, Krankheitsgefühl, gelegentlich auch Fieber und Lymphknotenschwellungen. Von den inneren Organen werden am häufigsten die Niere, das Nervensystem und das Herz befallen. Auch seelische Störungen (Depressionen) können auftreten. Die Diagnose wird durch antinukleäre Antikörper, insbesondere gegen die Doppelstrang-DNS, gesichert. Die Entzündungswerte können erhöht sein. Teilweise zeigt sich eine Veränderung der Leukozyten und der Blutplättchen. Frühzeichen einer Nierenbelastung finden sich im Urin (Eiweiß, rote Blutkörperchen).

Die Therapie erfolgt im Allgemeinen mit Cortisonpräparaten, nur in sehr milden Fällen sind auch nicht steroidale Antirheumatika ausreichend. An Basismedikamenten kommen Resochin®, Imurek® und Endoxan® infrage.

Mischkollagenosen

Als Mischkollagenosen werden dem SLE ähnliche Erkrankungen zusammengefasst, die zusätzlich Symptome anderer Kollagenosen (Überlappungssyndrom) zeigen. Meist ist der Verlauf gutartiger als bei den reinen Kollagenosen. Zu den Mischkollagenosen gehört auch das Sharp-Syndrom (MCTD). Die Erkrankten leiden an Schwellungen der Fingergelenke, dem Raynaud-Phänomen und Schluckstörungen. Eine Muskelentzündung, Fieber und Hautausschläge können die anderen Symptome begleiten.

Sklerodermie

Die Sklerodermie (Progressive Systemische Sklerose; PSS) ist durch eine fortschreitende Verhärtung der Haut und des Unterhautzellgewebes gekennzeichnet. Die Veränderungen treten bevorzugt an den Händen, an den Füßen, im Gesicht und im Brustbereich auf. Zusätzlich können innere Organe betroffen sein. Der Verlauf ist fast immer chronisch.

Die Sklerodermie tritt im mittleren Lebensalter auf; Frauen sind deutlich häufiger betroffen. Eine Krankheitsursache ist bisher nicht bekannt. Es sind jedoch einige der Sklerodermie zum Verwechseln ähnliche Krankheitsbilder aufgetreten, die toxisch ausgelöst wurden, zum Beispiel nach Verwendung von denaturiertem Rapsöl in Spanien, bei Schäden von Brustimplantaten aus Silikon und in Zusammenhang mit der Verarbeitung von PVC.

Das Raynaud-Phänomen äußert sich in einer Verfärbung der sehr kälteempfindlichen Finger – seltener der Zehen – durch eine schmerzhafte Gefäßverkrampfung.

Das Raynaud-Phänomen tritt oft als Frühzeichen der Erkrankung auf. Zu Beginn der Sklerodermie kommt es auch zu diffusen Schwellungen der Finger und Hände sowie zu Morgensteifigkeit in den Händen und allgemeiner Schwäche. Später tritt ein Spannungsgefühl der Haut auf, sie erscheint straffer und glatter. Dies führt auch zur Bewegungseinschränkung. An den Fingern kann es krankheitsbedingt zu kleinen, schlecht heilenden Hautverletzungen kommen. Teilweise verfärbt sich auch die Haut aufgrund einer verstärkten oder verminderten Pigmentierung.

Bei Befall des Verdauungssystems zeigen sich Schluckstörungen, Durchfälle oder Darmträgheit. Lungen-, Nieren- und Herzbeteiligung (Bluthochdruck) können ebenfalls auftreten.

Eine Sonderform der Sklerodermie ist das CREST-Syndrom, das außer der Speiseröhre selten innere Organe befällt. Versteifungen treten hierbei meist nur an den Fingern auf. Zusätzlich können sich im Bereich der Haut kleine Gefäßerweiterungen (Teleangiektasien) und Verkalkungen ausbilden.

Die zirkumskripte (umschriebene) Sklerodermie betrifft nur die Haut. Der Befall ist meist fleckförmig, zum Beispiel am Rumpf. Bei der Skleroder-

mie werden im Labor oft Entzündungszeichen festgestellt. Die antinukleären Antikörper sind meist erhöht. Im Röntgenbild finden sich selten Hinweise auf Gelenkdefekte, aber gelegentlich auf Knochenveränderungen an den Fingerspitzen. Bei dem CREST-Syndrom lassen sich zusätzlich Verkalkungen erkennen.

Die Therapie richtet sich hauptsächlich nach den Symptomen. Bei Organbeteiligung ist die Behandlung mit Cortisonpräparaten angezeigt, bei fortschreitenden Hautveränderungen kann ein Versuch mit dem Basismedikament D-Penicillamin unternommen werden. Bewegungsübungen, bei Lungenbefall auch Atemgymnastik, sind sehr wichtig, balneologische Anwendungen häufig von Nutzen.

Polymyositis und Dermatomyositis

Die Polymyositis (Muskelentzündung) und die Dermatomyositis (Haut- und Muskelentzündung) sind seltene Erkrankungen, die nur teilweise mit Gelenkbeschwerden einhergehen, dafür jedoch mit deutlicher Muskelschwäche, manchmal auch Druckschmerz der Muskeln auftreten. Meist ist die Schulter- und Oberarmmuskulatur oder die Becken- und Oberschenkelmuskulatur befallen.

Die zirkumskripte Sklerodermie wird zu den Hauterkrankungen gerechnet.

Bei Polymyositis und Dermatomyositis kommt es manchmal zu tastbaren Verhärtungen, wenn Haut und Muskulatur durch die Entzündung verbacken sind.

Bei der Dermatomyositis muss immer zusätzlich untersucht werden, ob eine Tumorerkrankung als Auslöser vorliegt.

Maßnahmen bei Sjögren-Syndrom

- *Anwendung „künstlicher Tränen" so oft wie möglich*
- *Ausprobieren, welche Viskosität am besten vertragen wird*
- *Nachts eventuell Augensalben verwenden*
- *Vermeiden von Zugluft, niedriger Luftfeuchtigkeit in Räumen, Zigarettenrauch und Medikamenten mit anticholinerger Wirkung (Phenothiacine, trizyklische Antidepressiva, Spasmolytika)*
- *Anregung der Speicheldrüsen durch zuckerfreie Drops, auch mit Zitronengeschmack, oder Kaugummis (Kariesrisiko bei der Erkrankung sehr hoch!)*
- *Sorgfältige Mundhygiene, Zähneputzen nach jeder Mahlzeit*
- *Eventuell Fluoridbehandlung der Zähne*
- *Gegen Hauttrockenheit Fettcreme, Hautlotion verwenden*
- *Bei vaginaler Trockenheit mit dem Gynäkologen über Gleitmittel sprechen*

Bei der Dermatomyositis verfärbt sich gewöhnlich die Haut über den Fingergelenken oder um die Augen, gelegentlich auch an anderen Stellen, blaurötlich.

Von den Laborbefunden ist die Blutsenkung fast immer deutlich erhöht. Vor der Therapie zeigen sich als Zeichen des Muskelabbaus eine Erhöhung der Kreatininkinase (CK) und anderer Muskelenzyme. Die feingewebliche Untersuchung einer Biopsie aus einem betroffenen Muskel bietet ein charakteristisches Bild und kann die Diagnose sichern.

Die Therapie erfolgt mit Cortisonpräparaten, oft kombiniert mit Basismedikamenten vom Typ der Immunsuppressiva.

Liegt eine Autoimmunerkrankung vor, finden sich bei der gezielten Laboruntersuchung meist charakteristische Autoantikörper.

Sjögren-Syndrom

Bei dem Sjögren-Syndrom (Sicca-Syndrom) steht die verminderte Sekretion von Tränenflüssigkeit und Speichel im Vordergrund. Es tritt im Rahmen einer chronischen Polyarthritis, aber gelegentlich auch als eigenständiges immunologisches Krankheitsbild oder als Symptomatik einer Kollagenose auf. Es besteht eine Autoimmunreaktion, bei der Entzündungszellen die Drüsenzellen verdrängen. Zu den Hauptbeschwerden gehören trockene, gereizte Augen mit Fremdkörpergefühl und ein trockener Mund. Oft sind die Ohrspeicheldrüse (wie bei Mumps) oder die kleineren Speicheldrüsen im Mund geschwollen und trockene Speisen können nur mit viel Flüssigkeit gegessen werden. Zusätzlich bestehen Gelenkbeschwerden, Mattigkeit, gelegentlich Fieber, die Haut ist trocken, oft auch die Nasen- und andere Schleimhäute.

Die Therapie richtet sich nach der Grundkrankheit oder den Symptomen. Bei schwerer Symptomatik werden Cortisonpräparate und Immunsuppressiva eingesetzt.

Polymyalgia rheumatica und Temporal-Arteriitis

Die Polymyalgia rheumatica (PMR) ist durch morgenbetonte Schmerzen im Bereich von Schultern, Oberarmen, Hüften und Oberschenkeln gekennzeichnet. Sie ist die häufigste entzündliche weichteilrheumatische Erkrankung. Typisch ist der Befall älterer Menschen; ein Auftreten vor dem 55. Lebensjahr stellt eine große Seltenheit dar.

Frauen sind etwa doppelt so häufig wie Männer betroffen. Die Ursache der Erkrankung ist bisher nicht bekannt und hängt mit großer Wahrscheinlichkeit ebenfalls mit einem Autoimmungeschehen zusammen.

Im Frühstadium besteht über Wochen reduziertes Allgemeinbefinden mit Fieber, fehlendem Appetit, Gewichtsabnahme und nächtlichem Schwitzen. Manchmal kommt es auch zu einer depressiven Verstimmung. Im Vordergrund stehen Muskelschmerzen in den frühen Morgenstunden, sodass das Verlassen des Bettes nur mit Mühe möglich ist. Gelenkschmerzen, selten auch Gelenkschwellungen können auftreten.

In fast der Hälfte der Erkrankungsfälle besteht zusätzlich eine Temporal-Arteriitis. Hierbei können Kopfschmerzen, Gefühllosigkeit der Haut oder entzündliche Hautveränderungen, Hautgeschwüre und eine tastbare Gefäßverhärtung im Schläfenbereich auftreten. Durch eine entzündungsbedingte Vorwölbung der Gefäßinnenwand kann die Blutversorgung des Auges gefährdet sein, was im Frühstadium gelegentlich zu flüchtigen Sehstörungen und unbehandelt im schlimmsten Fall zur Erblindung dieses Auges führt. Selten kommt es aber auch zum Befall anderer Arterien, wodurch Beschwerden im Bereich der Zunge und der Kaumuskulatur, Durchblutungsstörungen in Armen und Beinen und auch Störungen innerer Organe auftreten.

Bei der Blutuntersuchung fällt eine massiv erhöhte Blutsenkung sowie eine entsprechende Veränderung bei den übrigen Entzündungswerten auf. Typische Laborwerte für diese Erkrankung wurden bisher nicht entdeckt. Eine Entzündung in der Gefäßwand (Gewebeprobe) beweist das Vorliegen

Die Temporal-Arteriitis wird auch als Morbus Horton oder Riesenzellarteriitis bezeichnet. Ihren Namen hat die Erkrankung von der Entzündung der Schläfenarterie.

Durch Ultraschall (Dopplersonographie) versucht man derzeit veränderte Gefäßstrecken, zum Beispiel in der Temporal-Arterie, zu erkennen.

einer Temporal-Arteriitis. Da die Arterie nur stellenweise betroffen sein kann, schließt ein normaler Untersuchungsbefund die Erkrankung nicht 100-prozentig aus!

Eine Therapie mit Cortisonpräparaten ist zwingend notwendig, um die Entzündung schnell zu verringern und die Gefährdung des Auges abzubauen. Die Dosis wird anfangs relativ hoch sein, kann aber über die nächsten Wochen und Monate in immer kleineren Schritten reduziert werden. Die Kontrolle der Blutsenkung verzeichnet innerhalb einer Woche schon einen merklichen Rückgang und dient zusammen mit den sich ebenfalls schnell zurückbildenden Schmerzen als Zeichen für eine ausreichende medikamentöse Therapie. Um einen Rückfall zu verhindern, ist es notwendig, die Erkrankung mit einer (niedrigen) Cortisondosis über lange Zeit, in der Regel zwei Jahre, zu behandeln. In den Fällen, in denen über lange Zeit eine hohe Cortisondosis notwendig ist, kann eine Kombination mit immunsuppressiven Medikamenten helfen, die Cortisondosis schneller zu verringern.

Die Vaskulitiden

Vaskulitiden sind Gefäßentzündungen, die aufgrund ihres systemischen Charakters den Kollagenosen sehr

Eine sekundäre Vaskulitis tritt vor allem bei dem systemischen Lupus erythematodes, aber auch der chronischen Polyarthritis und anderen entzündlich rheumatischen Erkrankungen auf.

ähnlich sind. Prinzipiell können die Vaskulitiden alle Blutgefäße betreffen, die Arterien, die Venen und die dazwischen liegenden kleinsten Gefäße, die Kapillaren. Je nach Erkrankung befallen die Vaskulitiden unterschiedliche Gefäßarten und bestimmte Organe.

Die Vaskulitiden sind wie die meisten zuvor beschriebenen Erkrankungen immunologisch bedingt und der eigentliche Auslösefaktor ist in den meisten Fällen nicht bekannt. Gelegentlich ist eine Vaskulitis (die dann meistens nur die Haut betrifft) auch durch Medikamente ausgelöst. Teilweise spricht man auch von einer sekundären Vaskulitis, also einer Vaskulitis als Folgeerkrankung. Eine weitere Ursache können Viruserkrankungen sein.

Der krankhafte Mechanismus einer Vaskulitis ist bei allen Formen ähnlich. Durch die Entzündung kommt es zu einer Schwellung der inneren Auskleidung des Blutgefäßes. Zusätzlich können sich große Aussackungen nach außen bilden (Aneurysma), die das Gefäß abdrücken oder auch zum Platzen bringen. Die Folge ist immer, dass es zu einer Unterbrechung der Nahrungs- und Sauerstoffzufuhr kommt. Das kann einen akuten Organschaden wie beim Herzinfarkt oder beim Schlaganfall auslösen.

auslösen. An Haut oder Schleimhaut führt die Vaskulitis zu Verfärbungen oder schlecht heilenden Geschwüren und, wenn die Gefäße der Nerven betroffen sind, zu Gefühlsstörungen oder Lähmungen.

Das Takayasu-Syndrom, auch pulslose Erkrankung genannt, verschließt meist große Arterien an Armen und Beinen. Es bestehen allgemeine Krankheitssymptome und Befunde, wie bei einem teilweisen oder völligen Gefäßverschluss (Unterkühlung der betroffenen Extremität, Schmerzen, Pulsverlust). Betroffen sind fast ausschließlich junge Frauen.

Die Panarteriitis nodosa (Polyarteriitis nodosa) ist äußerst selten und tritt häufiger bei Männern auf. Neben schweren Allgemeinerscheinungen sind Symptome einer Nierenerkrankung typisch sowie auch Symptome am Nervensystem, dem Herzen, dem Magen-Darm-Trakt und der Lunge. An der Haut kann es zu Veränderungen kommen, speziell einer netzförmigen Blaufärbung (Livedo reticularis). Teilweise kann die Angiographie durch den Nachweis verengender Gefäßveränderungen zur Diagnose beitragen.

Die Kawasaki-Arteriitis betrifft ausschließlich Kinder. Nach einem Racheninfekt entwickeln sich Schwellungen der Hände und Füße mit

Einteilung von Vaskulitiden nach Gefäßbefall	
große Gefäße:	*Riesenzellarteriitis (Art. temporalis)*
	Takayasu-Arteriitis
mittelgroße Gefäße:	*Panarteriitis nodosa*
	Kawasaki-Arteriitis
kleine Gefäße:	*Wegner-Granulomatose*
	Churg-Strauss-Syndrom
	Purpura Schönlein-Henoch
	und andere

Gelenkbeschwerden und Hautausschlägen. In schweren Fällen sind die Herzkranzgefäße betroffen.

Die Wegner-Granulomatose befällt sowohl Arterien als auch Venen und ist heute anhand des speziellen Antikörpers c-ANCA in den meisten Fällen gut nachweisbar. Die Entzündung tritt im Bereich der Augen (rotes Auge), der Nasenschleimhaut mit dem auffälligen Befund eines blutigen Sekrets, am Hals und an Nase (Knorpelveränderungen) und Ohr auf. Befallen werden häufig auch Lunge (meist ohne Beschwerden), Gelenke, Nieren und Nerven.

Das Churg-Strauss-Syndrom wird oft erst nach jahrelangem Asthma durch ein schweres allgemeines Krankheitsbild und röntgenologische Lungenbefunde entdeckt. Auch kön-

Angiographie ist das Röntgen eines Gefäßes mithilfe eines speziellen Kontrastmittels.

Diese meist schweren Erkrankungen können inzwischen weit besser als noch vor ein bis zwei Jahrzehnten behandelt werden.

nen neurologische Störungen, Nierenkomplikationen und Symptome im Verdauungstrakt auftreten. Anders als bei sonstigen Vaskulitiden findet sich häufig eine hohe Zahl an Leukozyten mit auffälliger Erhöhung der eosinophilen Zellen.

Die Purpura Schönlein-Henoch betrifft vorwiegend Kinder im Anschluss an Infekte der Atemwege. In den meisten Fällen entwickelt sich durch Brüchigkeit kleiner Gefäße eine Purpura – kleinfleckige Hautblutungen, die sich in den nächsten Tagen verfärben. Es treten Gelenkschwellungen auf, Magenkrämpfe, gelegentlich sind die Nieren betroffen. In den meisten Fällen heilt die Erkrankung innerhalb von wenigen Wochen bis drei Monaten aus. Die Erkrankten zeigen bei der Laboruntersuchung hohe Entzündungswerte. Die Gefäßentzündung ist in der Regel histologisch (feingeweblich) nachzuweisen.

Von Morbus Behçet sind in Europa meist Menschen aus dem Mittelmeerraum, vor allem der Türkei, betroffen.

Die Therapie aller Vaskulitiden erfolgt meist mit Cortisonpräparaten und/oder Immunsuppressiva, wobei häufig Cyclophosphamid (Endoxan®) eingesetzt werden muss, bei manchen Erkrankungen zusätzlich Immunglobuline. Bei schwersten Verlaufsformen muss das Blut unterstützend von Immunkomplexen durch eine Plasmapherese (spezielle Blutwäsche) befreit werden.

Morbus Behçet

Der Morbus Behçet passt in keine der bislang angeführten entzündlich rheumatischen Erkrankungsgruppen. Hauptsymptome sind kleine Geschwüre an der Mundschleimhaut und im Genitalbereich sowie Augenentzündungen. Zusätzlich können Gelenkschmerzen und eine Arthritis vor allem der Knie- und Sprunggelenke auftreten sowie Venenentzündungen und Venenverschlüsse (Thrombosen). Seltene Symptome sind Hautausschläge oder eine Gehirnentzündung. Das gehäufte Auftreten des Gewebemarkers HLA-B5 kann zur Diagnose beitragen.

Die Therapie wird in leichten Fällen mit cortisonfreien Antirheumatika (NSAR) durchgeführt, bei schweren Verläufen mit Immunsuppressiva.

Verschleißerkrankungen der Gelenke (Arthrosen)

Von allen Erkrankungen aus dem rheumatischen Formenkreis führen Arthrosen der Wirbelsäule und der Gelenke vermutlich am häufigsten zu einem Arztbesuch.

Ein Verschleiß an den Gelenken beginnt bereits im dritten und vierten Lebensjahrzehnt, macht aber erst im

Arthrosen

**Wichtigste Ursachen
sekundärer Arthrosen**
- *Überlastungen; Gelenkfehlstellungen; Lockerung des Kniegelenkes; Lähmungen*
- *Akute oder chronische Verletzungen (zum Beispiel Knochenbrüche, Meniskusschäden); wiederholte Verrenkungen (Luxationen)*
- *Vorerkrankungen, besonders entzündlich rheumatische Erkrankungen (zum Beispiel chronische Polyarthritis, bakterielle Arthritis); Arthropathien (zum Beispiel bei Diabetes mellitus); neurologische Erkrankungen; Stoffwechselstörungen, Gicht, Pseudogicht; Nekrosen; freie Gelenkkörper*
- *Lange Ruhigstellung*

**Mögliche Folgen
einer Arthrose**
- *Abnahme der Belastungsfähigkeit der Gelenke; Bänder- und Muskelschwäche; Veränderungen der Gelenkachse*
- *Einklemmungen von Gelenkknorpelstückchen oder Abrissstücke eines geschädigten Meniskus*
- *Bewegungseinschränkung durch Schrumpfung der Gelenkkapsel, knöcherne Anbauten, Muskelkontrakturen*

Im Gegensatz zu den entzündlich rheumatischen Erkrankungen ist die Arthrose keine Allgemeinerkrankung, das heißt, sie befällt ausschließlich die Gelenke.

mittleren und höheren Lebensalter Beschwerden, am häufigsten im Knie. Im siebten Lebensjahrzehnt lässt sich eine Arthrose schon bei 80–95 % der Untersuchten nachweisen.

Ursächlich nimmt die Veränderung des Gelenkknorpels mit den Jahren zu, wobei es aber sehr große individuelle Schwankungen gibt. Besonders frühzeitig auftretende Arthrosen können durch die Anlage bedingt sein oder durch eine Vielzahl anderer Faktoren. In letzterem Fall spricht man auch von der sekundären Arthrose. Primäre Arthrosen sind dagegen durch keine anderen Auslöser als die Veranlagung und den natürlichen Altersabbau bedingt.

So entstehen Arthrosen
Im Verlauf des normalen Alterungsprozesses verändert sich die Knorpelgrundsubstanz. Sie wird weniger durchlässig, der Knorpel verliert an Elastizität. Die Knorpelzellen werden weniger gut versorgt und sterben ab.

Treten Schmerzen auf und ist das Gelenk sogar geschwollen, spricht man von aktivierter Arthrose.

Bei verminderter Belastung und richtiger Bewegung kann sich ein Narbengewebe über dem Knochen bilden, das den gesunden Knorpel zwar nicht ersetzen kann, aber doch eine gewisse Belastung zulässt.

Der Knorpel verliert Grundsubstanz, die Oberfläche raut auf. Dadurch verstärkt sich die Reibung und der Knorpel ist noch mehr der Beanspruchung ausgesetzt. Der Knorpelabrieb gelangt in die Gelenkflüssigkeit und wirkt dort als Fremdkörper. Zur Beseitigung dieses Abriebs wandern weiße Blutkörperchen in das Gelenk ein, fressen die Fremdkörper und setzen dabei auch Enzyme und Entzündungsstoffe frei, die Schmerzen und eine örtliche Gelenkentzündung auslösen.

Die aufgeraute Knorpeloberfläche bildet Risse, die sich vertiefen. Größere Knorpelteilchen werden jetzt abgerissen. Schließlich ist ein Teil des Gelenkknochens nicht mehr mit Knorpel überzogen. Während des Knorpelverschleißes verdichtet sich der Knochen im Belastungsgebiet und bildet an den Gelenkrändern Anbauten (Osteophyten). An den Stellen, an denen der Knorpel abgerieben wurde, kann nun auch der Knochen angegriffen werden. Es entsteht eine Verbindung zwischen dem Gelenk und den oberflächlichen Markräumen. Dort bilden sich kleine Knochenhöhlen (Zysten) aus.

Keine Anzeichen einer Entzündung

Bei Laboruntersuchungen von Arthrose-Patienten werden keine Entzündungszeichen gefunden.

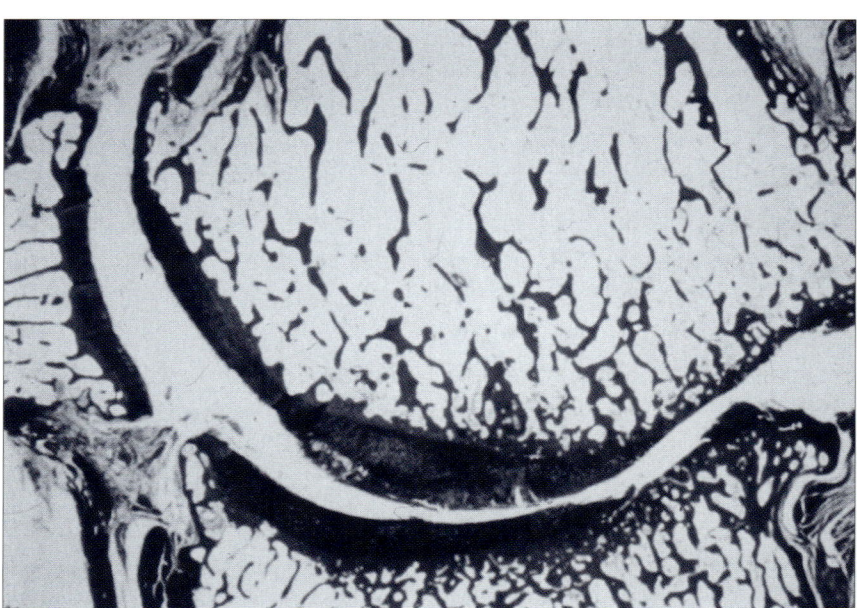

Gewebeschnitt bei einer Arthrose

Auf dem Röntgenbild sieht der Arzt eine Verschmälerung des Gelenkspaltes, die dem Knorpelverlust entspricht, außerdem eine Verdichtung des unter dem Knorpel liegenden Knochens und knöcherne Anbauten. Teilweise sind auch kleine Zysten erkennbar.

Das Beschwerdebild bei Arthrosen ist äußerst unterschiedlich. In den Anfangsstadien machen sie nur selten Beschwerden, teilweise auch nicht bei weit fortgeschrittener Gelenkdeformation. In anderen Fällen führen röntgenologisch nur gering ausgeprägte Arthrosen zu deutlichen Schmerzen. Die Beschwerden sind dann oft nicht durch die Gelenkerkrankung selbst, sondern durch eine Reaktion der gelenkumgebenden Sehnen und Muskeln bedingt (Tendinose). Charakteristisch für Arthrosen ist der so genannte Anlaufschmerz. Er lässt bei weiterem Bewegen und wenn es zwischen den veränderten Gelenkteilen zu einem einigermaßen harmonischen Bewegungsablauf kommt, wieder nach. Längere oder stärkere Belastungen rufen allerdings erneut Schmerzen hervor (Belastungsschmerz). In Ruhe treten bei der Arthrose nur selten Beschwerden auf. Sind sie vorhanden, weist dies auf eine entzündliche Gelenkreizung, eine aktivierte Arthrose, hin. Bei der Bewegung des Gelenkes kann auch ein Reiben oder Knarren auftreten. Im Verlauf der Erkrankung kommt es aufgrund der beschriebenen Knochenanbauten zu einer derben Gelenkverdickung und -verformung sowie einer Einschränkung der Beweglichkeit. In späteren Arthrosestadien tritt nicht selten eine Gelenklockerung auf, der manchmal eine Fehlstellung folgt.

Die Erkrankung schreitet meist langsam über Jahre und Jahrzehnte fort. Manchmal hält sich die Erkrankung auch über eine lange Phase, sogar über Jahre hinweg, stabil.

Schmerzen lindern

Die Therapie der Arthrose hat das Ziel, die Schmerzen zu lindern, die Funktion und damit die Beweglichkeit zu verbessern. Das Fortschreiten selbst kann bis heute nur dadurch verringert werden, dass Faktoren, die die Arthrose begünstigt haben, wegfallen.

Wirksamstes Mittel gegen Arthrose ist Bewegung und Krankengymnastik, verbunden mit Wärmeanwendungen. Damit werden die Hauptsymptome Schmerz, Muskelverspannung und Bewegungsbehinderung angegangen. Bei stärkeren Beschwerden, insbesondere bei der aktivierten Arthrose, können nicht steroidale Antirheumatika helfen. In dieser Phase

So genannte Knorpelschutzpräparate haben bislang keine überzeugende Wirkung beweisen können. Das Gleiche gilt für Knorpelextrakt und Ähnliches.

Bislang gibt es keine Laboruntersuchung, die den Knorpelverschleiß anzeigt.

Die Behandlung der angeborenen Hüftfehlstellung muss im Säuglingsalter (zum Beispiel mittels Spreizwindel) erfolgen. Später kann eine Gelenkumstellung nur noch operativ durchgeführt werden.

hilft gelegentlich auch Kälteanwendung (Kältepackung).

Bei leichten Schmerzen wird auch die bedarfsweise Einnahme eines milden Schmerzmittels (zum Beispiel Paracetamol) ausreichen. Bei schweren entzündlichen Reizzuständen und deutlichem Gelenkerguss kann auch eine Gelenkinjektion mit einem Cortisonpräparat notwendig sein.

Bei Arthrosen der Hüft-, Knie- und Sprunggelenke sollte, wenn notwendig, das Körpergewicht reduziert werden. Beim Gehen sind Schuhe mit flachen und weichen Absätzen (Pufferabsätze, Luftpolstersohlen) sinnvoll, denn sie verringern die Belastung auf die geschädigten Gelenke. Auch ein ausreichend langer Gehstock führt zur Entlastung der genannten Gelenke. Bei Fehlstellungen kann eine orthopädische Schuhzurichtung notwendig sein. Operative Möglichkeiten können an den Beinen in Umstellungsoperationen und dem teilweisen oder kompletten Gelenkersatz bestehen.

Bei einer aseptischen Knochennekrose liegt ein Abbau von Knochengewebe am wachsenden Skelett vor.

Hüftarthrose

Die Hüftarthrose (Coxarthrose) ist ohne Zweifel die wichtigste degenerative Gelenkerkrankung.

Angeborene oder erworbene Fehlstellungen im Hüftgelenk sind häufig und stellen somit schon in jungen Jahren ein großes Coxarthrose-Risiko dar. Große Bedeutung hat die Hüftdysplasie, eine angeborene Fehlentwicklung von Hüftkopf und vor allem der Hüftpfanne mit dem Resultat, dass die Berührungsflächen der Gelenkanteile zu klein und der Belastungsdruck entsprechend zu groß ist (er kann das Zehnfache des Drucks betragen, der auf ein gesundes Gelenk wirkt). Ergibt die Vorsorgeuntersuchung einen Verdacht, wird eine gezielte Untersuchung mit Ultraschall erfolgen.

Bei der **Coxa valga** und der **Coxa vara** handelt es sich um eine Abweichung des Schenkelhalswinkels von der günstigen Mittelform, die etwa bei einem Winkel von 120–130° liegt. Beide Varianten können angeboren sein oder nach einem Oberschenkelbruch oder einer anderen Hüfterkrankung entstehen. Sie führen immer zu einer vermehrten Beanspruchung des Hüftgelenkes, zu örtlichen und ausstrahlenden Beschwerden und schließlich zu einer Hüftarthrose.

Die Diagnose lässt sich gut durch Röntgenaufnahmen stellen.

In manchen Fällen ist eine Operation mit Korrektur des Schenkelhalswinkels notwendig.

Auch eine **Epiphysenlösung**, die Lockerung und Verschiebung des Hüftkopfes in der Wachstumsfuge, ist eine Erkrankung in der Jugend, die zur Arthrose führt. Die Beschwerden treten vor allem im Bereich von Oberschenkel und Knie auf. Aufgrund des Röntgenbildes wird die Diagnose gestellt. Die Therapie ist operativ.

Die **Perthes-Erkrankung**, eine aseptische Knochennekrose, stellt eine unklare Versorgungsstörung des Hüftkopfes dar. Bei dieser vor allem bei Buben im dritten bis zehnten Lebensjahr auftretenden Erkrankung treten die Schmerzen in der Hüftregion und im Oberschenkel auf. Auf dem Röntgenbild lässt sich der Knochenabbau am Hüftkopf gut darstellen, allerdings erst in einem relativ späten Stadium. Frühere Hinweise ergibt das Knochenszintigramm. Die orthopädische Therapie umfasst je nach Situation unterschiedliche Verfahren der Gelenkentlastung bis hin zu einer Umstellungsoperation.

Hüftkopfnekrosen können auch im Erwachsenenalter auftreten, vornehmlich bei Männern zwischen dem 25. und 45. Lebensjahr. Die Krankheit macht sich anfangs mit Belastungs- und später mit Ruheschmerzen bemerkbar, im weiteren Verlauf kommt es auch zu einer Bewegungsbehinderung.

Die Diagnose- und Therapieverfahren entsprechen den Maßnahmen bei Perthes.

Auch eine Beinlängendifferenz von mehr als 1 cm bedeutet ein erhöhtes Arthroserisiko für das längere Bein. Ein rechtzeitiger Ausgleich ist durch eine Absatzerhöhung am Schuh möglich.

Beschwerden bei Hüftarthrose treten in der gesamten Hüftregion einschließlich der Leiste auf. Oft strahlt der Schmerz in den Oberschenkel und bis in das Knie, sodass nicht selten erst einmal an eine Erkrankung des Kniegelenkes gedacht wird. Frühzeitig ist das Abspreizen des Beines eingeschränkt, später können auch Fehlstellungen eintreten, zum Beispiel, dass das Bein nach außen gedreht bleibt. Sehnenansatzschmerzen treten oft im seitlichen Hüftbereich auf. Mit deutlicher Bewegungseinschränkung kommt es auch zum Abbau der Oberschenkel- und Gesäßmuskulatur. Therapeutisch kommen neben den oben erwähnten Möglichkeiten im jungen Alter bei Fehlstellungen Umstellungsoperationen und bei schwerer Arthrose im höheren Lebensalter der inzwischen sehr verbreitete totalendoprothetische Gelenkersatz infrage.

Die Kniearthrose (Gonarthrose)

Die Kniearthrose ist die häufigste Arthrose und tritt bei Frauen dreimal

Neben der eigentlichen Kniegelenkarthrose kann auch eine Arthrose zwischen der Rückseite der Kniescheibe und dem Oberschenkelknochen des Kniegelenkes bestehen (Retropatellare Arthrose).

Erst bei starker Einschränkung der Lebensqualität muss ein teilweiser oder totaler Gelenkersatz erwogen werden.

Die Vererbung spielt bei der Fingergelenkarthrose eine wesentlich größere Rolle als bei anderen Arthrosen.

Im Gegensatz zur chronischen Polyarthritis kommt es bei der Fingerpolyarthrose zu keiner großen Einbuße der Gelenkbeweglichkeit.

so häufig wie bei Männern auf. Auch am Kniegelenk gibt es typische, für eine Arthrose disponierende Faktoren. Dies sind vor allem Verletzungen des Meniskus. Auch der Zustand nach einer notwendigen Entfernung eines Meniskus kann eine Arthrose begünstigen. Die Lockerung von Seitenbändern, aber auch die Schwäche der Muskulatur am Knie führen zu einer Instabilität, einem „Wackelknie". Mechanisch ist es einleuchtend, dass die jetzt nur noch unzureichend geführten Bewegungen die Belastung auf den Knorpel erhöhen. Deutliches Übergewicht führt nicht nur durch die erhöhte Gelenkbelastung, sondern auch aufgrund der verdickten Knie zu einem breitbeinigen Gang mit O-Bein-Stellung und zusätzlicher Überlastung im Knie.

Menschen mit Kniearthrosen haben neben den Anlaufschmerzen vor allem Beschwerden beim Treppabsteigen und beim Abwärtsgehen auf unebenem Gelände. Bei der Kniescheibenarthrose kommt es beim Kniebeugen zu einem Reibegeräusch. An der Innenseite des Kniegelenkes kann sich eine Weichteilverdickung ausbilden, bedingt durch eine oft schmerzhafte Fettgewebsveränderung (Panniculose). Ein großes Problem sind Fehlstellungen, die in Form eines ausgeprägten O-Beines (Genu valgum) oder

X-Beines (Genu varum) bestehen können und die die Gehfähigkeit stark einschränken.

Neben den allgemeinen Therapiemöglichkeiten bieten sich am Kniegelenk je nach Lage der Arthrose eine innere oder äußere Schuhranderhöhung an. Gegebenenfalls ist eine Umstellungsoperation angezeigt, die ebenfalls eine Überlastung der inneren oder äußeren Knieportion ausgleicht. Bei Gelenkinstabilität können auch Kniegelenkmanschetten notwendig werden.

Fingergelenkarthrose (Fingerpolyarthrose, Polyarthrose)

Arthrosen an den Fingern finden sich im höheren Alter bei 20–30 % der Frauen und bei 10–20 % der Männer. Die Erkrankung beginnt meist um das 50. Lebensjahr.

Besonders häufig sind die Fingerendgelenke betroffen. Erbsengroße knotige Auftreibungen, oft mit leichter Fehlstellung verbunden, sind typisch. An den Fingermittelgelenken sind die Knötchen weniger auffällig, das Gelenk ist meist im Ganzen derb verdickt. Der dritte betroffene Gelenktyp bei der Fingerpolyarthrose ist das Daumensattelgelenk, das sich am Übergang des Daumenballens zum Handgelenk befindet. Die Daumensattelgelenk-Arthrose (Rhizarthrose) führt häufig zu einer Gelenkdeformität, weil der Mittelhandknochen aus seinem ursprünglichen Lager rutscht. Die Fingerpolyarthrose ist vor allem in den ersten Monaten schmerzhaft, wenn durch den Knorpelabrieb schubweise Entzündungen mit Rötung und weicher Schwellung ausgelöst werden. Später treten die Beschwerden nur noch bei Belastung auf. Auf dem Röntgenbild der Hände finden sich bei fortgeschrittener Erkrankung die typischen Zeichen der Arthrose.

Wenn starke Schmerzen auftreten, kann auch bei der Fingerpolyarthrose die Therapie mit cortisonfreien Antirheumatika als Bedarfsmedikation erfolgen. Gegen die morgendlichen Anlaufschmerzen ist das Ausdrücken eines kräftigen Schwamms im mit warmem Wasser gefüllten Waschbecken hilfreich. Das Greifen in heißen Sand (Backröhre) führt ebenfalls zu mehr Beweglichkeit und lindert die Schmerzen. Bei der Daumensattelgelenk-Arthrose kann der Belastungsschmerz deutlich vermindert werden, wenn bei Kraft erfordernden Tätigkeiten eine Gelenkschiene aus Leder oder Plastik getragen wird. Ein operativer Eingriff ist bei der Fingerpolyarthrose – von wenigen Ausnahmen abgesehen – längerfristig nicht Erfolg versprechend.

Verschleißerkrankungen der Wirbelsäule und Bandscheiben

Rückenkrankheiten sind häufig und sie gehören zu den teuersten Erkrankungen überhaupt. Jede fünfte Frühberentung wird durch Rückenkrankheiten verursacht, Rückenschmerzen sind mit über 30 % die häufigste Ursache krankheitsbedingter Fehltage.

Die überwiegende Anzahl der Rückenbeschwerden tritt in den zwei Wirbelsäulenabschnitten auf, die im Verlauf der Evolution die größte Veränderung mitgemacht haben, das sind die untere Halswirbelsäule mit Übergang zur Brustwirbelsäule und die untere Lendenwirbelsäule mit dem Übergang zum Kreuzbein.

An der Wirbelsäule treten degenerative Veränderungen in der gleichen Weise wie an den peripheren Gelenken auf. Dabei entsprechen die Bandscheiben dem Gelenkknorpel bei der Arthrose. Beide sind im Verlauf des Lebens zunehmendem Verschleiß unterworfen. Zusätzlich zum großen Wirbelgelenk mit der Bandscheibe weist jeder Wirbel im rückwärtigen Anteil je ein kleines Wirbelgelenk links und rechts an der Ober- wie der Unterseite auf. Hier sind die Gelenke

Zum Glück führen degenerative Wirbelsäulenveränderungen nicht bei jedem Betroffenen zu Beschwerden.

Besonders ausufernde Knochenanbauten der Wirbelsäule nennt man hyperostotische Spondylose (Morbus Forrestier).

Viele im Bild erkennbaren Bandscheibenvorfälle machen keine Beschwerden. Eine körperliche Untersuchung kann klären, ob die Befunde des Bildes und der Untersuchung zusammenpassen.

Die Vorwölbung (Protrusion) der Bandscheibe nach vorne oder seitlich macht keine Probleme. Bei einer Protrusion nach hinten, Richtung Wirbelkanal, können Nervenreizsymptome auftreten.

und ihre Veränderungen direkt mit den peripheren Gelenken (zum Beispiel an den Fingern) vergleichbar. Degenerative Wirbelsäulenveränderungen bestehen im 50. Lebensjahr bei 60 % der Frauen und 80 % der Männer, im achten Lebensjahrzehnt bei jedem Menschen. Auch Fehlbelastungen, zum Beispiel Wirbelsäulenverkrümmungen, Haltungsschäden und berufsbedingte mechanische Überbeanspruchung, führen zu Bandscheibenverschleiß.

Schäden der Bandscheiben und Wirbel

Die Degeneration der Bandscheiben ist durch Verlust des Wassergehaltes und Abnahme der Elastizität und der Federungsfunktion zwischen den Wirbeln begründet. Als Folge dieses Bandscheibenschrumpfens verringert sich der Halt der Wirbelkörper untereinander. Die Stabilität der Wirbelsäule kann jetzt nur noch durch eine kräftige Muskulatur gesichert werden, die aber oft fehlt. Die kleinen Wirbelgelenke und die Bänder werden überlastet und es entwickeln sich schmerzhafte Rückenerkrankungen.

Es kann auch zu Einrissen in der Bandscheibe kommen, sodass sich die Bandscheibe an einer Stelle über die Wirbelkörper hinaus vorwölbt. Als Reaktion bilden sich an den Wirbel-

körperrändern wulstige Knochenvorsprünge (Spondylophyten). Der Zustand der Wirbelsäule wird Spondylosis deformans oder Spondylose genannt. Die Knochenvorsprünge können auch miteinander verwachsen. Diese Veränderungen führen zu einer Vielzahl von Krankheitsbildern, die nicht immer leicht zu unterscheiden sind. Man unterteilt sie ganz grob in Krankheiten mit Beschwerden am Ort der Veränderung und mit Beschwerden, die weit ausstrahlen.

Hinweise auf eine Bandscheibendegeneration auf dem Röntgenbild sind Verschmälerungen des Zwischenwirbelraums, im fortgeschrittenen Stadium auch eine Verstärkung der angrenzenden Wirbelkörperplatten. Die Knochenvorsprünge sind deutlich zu erkennen. Eine Arthrose der kleinen Wirbelgelenke ist dagegen erst im fortgeschrittenen Stadium auszumachen. Auch die Folgen einer Lockerung im Wirbelsäulengefüge zeigen sich im Röntgenbild, da sich einzelne Wirbelkörper verschieben können (Wirbelgleiten). Zudem zeigen sich Fehlstellungen, Verkrümmungen oder Steilstellungen der Wirbelsäule. Der Bandscheibenvorfall, der bis vor 30 Jahren nur durch Kontrastmitteleinspritzungen in den Wirbelkanal nachzuweisen war, kann heute ohne Belastung für den Patien-

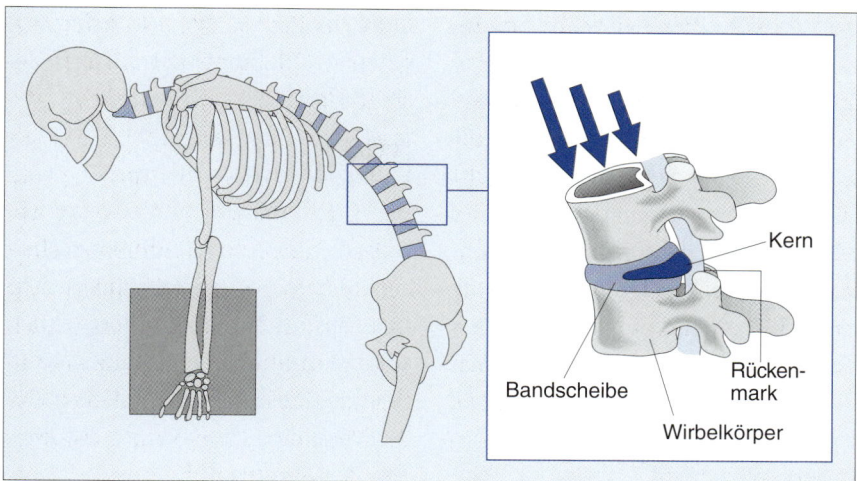

Der Band-scheibenvorfall

Kern

Rücken-mark

Bandscheibe

Wirbelkörper

ten im Computertomogramm (CT) oder Kernspintomogramm (MRT) sichtbar gemacht werden.

Bandscheibenvorfall

Der Bandscheibenvorfall (Prolaps) nach hinten kann durch Druck auf die vom Rückenmark abgehenden Nervenwurzeln ein schweres Krankheitsbild auslösen. Dabei werden Bandscheibenteile, insbesondere der Gallertkern, wie ein Kirschkern zwischen den Fingern herausgedrückt. Hierdurch kommt es nicht nur zu mechanischem Druck, sondern aufgrund der „Verletzungen" auch zu einer Entzündung und Schwellung. Starke Schmerzen strahlen meist über das Knie hinaus in die Zehen. Oft kommt es auch zu heftigen Schmerzen im Verlauf des Ischiasnerves

(Ischialgie). Husten und Niesen verstärken die Beschwerden und es können im Bein auch Gefühlsstörungen und Muskelausfälle bestehen. Diese sind charakteristisch für die gequetschte Nervenwurzel bzw. für die verantwortliche Bandscheibe. Meistens handelt es sich um die vierte oder fünfte Lendenbandscheibe. Drückt ein Bandscheibenvorfall in der Lendenwirbelsäule auf das Rückenmark, können Blasen- und Mastdarmstörungen auftreten.

An der Halswirbelsäule droht bei einer Quetschung des Rückenmarkes eine Querschnittslähmung. Ein ähnliches Bild tritt bei einem Bandscheibenvorfall der Brustwirbelsäule auf. Hier ist die Bandscheibe 6 oder 7 am häufigsten betroffen. Der **enge Wirbelkanal** kann ein dem Bandschei-

Vom Bandscheibenvorfall sind vor allem Menschen bis zum 45. Lebensjahr betroffen.

Auslöser des Halswirbelsäulensyndroms kann eine lange einseitige Kopfhaltung (zum Beispiel Bildschirmarbeit), aber auch eine ungünstige Lage des Kopfes während der Nacht.

benvorfall sehr ähnliches Bild hervorrufen. Meistens ist der Wirbelkanal bei den Betroffenen schon von der Anlage her relativ eng. Wenn jetzt durch Wirbelgleiten oder durch Anbauten an den Wirbelkörpern der Rückenmarkskanal noch weiter eingeengt wird, kann dies Symptome einer Rückenmarkskompression machen. Auch in den Zwischenwirbellöchern kann es eng werden, wenn diese Austrittsöffnungen für die Nervenwurzel durch Knochenanbau zuwachsen. Hierfür sind Arthrosen der kleinen Wirbelgelenke verantwortlich.

Das oben erwähnte **Wirbelgleiten** (Spondylolisthesis) kommt dadurch zustande, dass als Folge des Bandscheibenverschleißes die Scheiben an Höhe abnehmen und die Wirbelkörper sich annähern. Da die kleinen Wirbelgelenke schräg stehen, kommt es hier zu einer Verschiebung wie auf einer Rutschbahn. Dieses Rutschen ändert auch die Stellung der beiden Gelenkteile zueinander, fördert hier die Arthrose und verursacht häufig ausstrahlende Schmerzen. Der höher gelegene Wirbel verschiebt sich letztendlich gegenüber dem unteren etwas nach hinten. Gegenüber diesem Pseudo-Wirbelgleiten kann es bei der echten Spondylolisthesis zu einer wesentlich stärkeren Verschiebung kom-

Beim Hexenschuss kann nach einigen Tagen wieder völlige Beschwerdefreiheit bestehen.

men. Ursache ist hier eine Spalte zwischen dem oberen und unteren Gelenkfortsatz im Wirbelgelenk.

Wirbelsäulensyndrome

Das Lendenwirbelsäulen-Syndrom tritt am häufigsten durch Bandscheibenveränderungen zwischen dem vierten und fünften Lendenwirbelkörper und dem ersten Sakral (= Kreuzbein)wirbel (S1) auf. Es bestehen oft chronische, dumpfe Schmerzen der unteren Lendenwirbelsäule. Sie entstehen bevorzugt bei Belastung, bei längerem Stehen, ungünstigem Sitzen, teilweise auch längerem Liegen oder beim nächtlichen Umdrehen. Teilweise strahlen diese Schmerzen ins Gesäß und in die Oberschenkel aus. Es bestehen keine Nervenwurzelreizungen. Ursprung der Beschwerden sind meist die kleinen Wirbelgelenke und Bänder in dieser Wirbelsäulengegend.

Beim Halswirbelsäulen-Syndrom finden sich oft Verschleißerscheinungen der untersten Bandscheiben. Als Beschwerden treten Steifigkeit und Nackenschmerzen auf, die bis zum Hinterkopf und in die Schultergegend reichen. Gleichzeitig leiden auch in diesem Wirbelsäulenabschnitt die kleinen Wirbelgelenke und sind häufig für die in den Arm strahlenden Schmerzen verantwortlich. Der Verlauf dieser Beschwerden ist sehr unterschiedlich. Sehr schmerzhafte Zustände können schon nach kurzer Zeit abklingen, während geringe Beschwerden manchmal über lange Zeit ohne Besserung bestehen.

Akute Wirbelblockierung (Hexenschuss, Lumbago)

Durch eine akute Belastung oder eine Bewegung kommt es plötzlich zu einem sehr heftigen Kreuzschmerz, der sich bei Bewegungen oder Husten noch verstärkt. Eine Linderung tritt in entspannter Lagerung mit Hochlegen der Beine auf einen Würfel (Stufenbett) ein. Das Stehen ist nur in kerzengerader Haltung der Wirbelsäule möglich. Die Rückenmuskeln sind schmerzhaft und verspannt.

Schiefhals (Torticollis)

Beim Schiefhals bestehen akut heftige Schmerzen der Nacken- und Schulterregion. Zugleich ist der Kopf in eine Zwangshaltung gezwungen, wobei er meist leicht gebeugt und zur Seite gedreht ist. Auch hier finden sich starke Verspannungen der Halswirbelsäule.

Hilfe bei Wirbelsäulenbeschwerden

Zur Therapie der Wirbelsäulenbeschwerden gehört, dass alle Fehlbelastungen und Störfaktoren nach Mög-

Verhalten bei Beschwerden an der Lendenwirbelsäule

- *Warmhalten der Lendenwirbel-Kreuzgegend*
- *Rücken- und Bauchmuskeltraining betreiben*
- *Schuhe mit weichen Sohlen tragen*
- *Häufiger Wechsel zwischen Gehen–Stehen–Sitzen*
- *Kein Heben mit gebeugtem Oberkörper*
- *Abstützen beim Aufstehen vom Stuhl*
- *Aufrechtes Sitzen am Arbeitsplatz (Blick geradeaus)*
- *Beim Tragen Gewicht auf beide Seiten verteilen*
- *Beim Aufstehen vom Bett erst zur Seite drehen, dann unter Abstützen aufrichten*
- *Bett mit relativ weicher Matratze, aber harter Unterlage benutzen*

lichkeit beseitigt werden. Bei einem jungen Patienten wird man zum Beispiel einen Beckenschiefstand durch Schuherhöhung ausgleichen. Danach stehen Krankengymnastik und physikalische Therapie im Vordergrund. Die Muskulatur muss gelockert werden durch Übungen, Massage und Wärmeanwendungen, zum Beispiel heiße Bäder. Dann gilt es, die Rückenmuskulatur zu kräftigen, wobei der eingeleiteten Krankengymnastik unbedingt das häusliche Eigenprogramm folgen muss. In Einzelfällen ist auch eine Streckbehandlung sinnvoll. Bei Wirbel- und Iliosakralgelenkblockierungen kann eine fachgerechte manualtherapeutische Behandlung

Ein Schiefhals tritt ähnlich wie der Hexenschuss durch akute Überlastung der Halswirbelsäule oder durch Kälteeinwirkung auf.

65

Die schmerzlose Veränderung des Fettgewebes, die nur ein kosmetisches Problem darstellt, bezeichnet man als Zellulitis.

zu schneller Besserung führen. Akute Rückenschmerzen müssen schnell und wirksam medikamentös unterbrochen werden, da sie die Muskelverspannungen verstärken.

Neben reinen Schmerzmedikamenten werden auch cortisonfreie Antirheumatika und muskelentspannende Medikamente eingesetzt. Oft wirken auch Injektionen mit lokalen Betäubungsmitteln sehr gut, wenn sie in Muskelhärten oder in die Nähe von Wirbelsäulengelenken gespritzt werden. In manchen Fällen ist die Kombination des lokalen Betäubungsmittels mit Cortison angebracht.

Bei Bandscheibenvorfällen sind anfangs starke Schmerzmedikamente und ein bis zwei Tage Bettruhe nötig. Die Lagerung muss bequem und schmerzfrei sein, entweder seitlich mit gebeugten Knie- und Hüftgelenken oder mittels Stufenbett. Der Toilettengang ist erlaubt.

Nun kann mit einer Rückenbandage vorsichtig aufgestanden werden, wobei anfangs das Sitzen auf ein Minimum beschränkt werden soll. Die Bandage soll nicht zu lange und an jedem Tag nur wenige Stunden getragen werden, damit die Muskulatur, die gekräftigt werden soll, nicht durch die Bandagenunterstützung abbaut. Die Krankengymnastik wird vorsichtig eingesetzt und beinhaltet

Bei Sehnenscheidenentzündungen sind fast immer die Beugesehnen betroffen.

auch die Dehnung der Lendenmuskulatur.

Bei Anzeichen einer Rückenmarkskompression oder von Lähmungen ist eine sofortige Operation notwendig. Ansonsten sollte die stationäre Therapie über mehrere Wochen intensiv angewendet werden, bevor Operationen in Erwägung gezogen werden.

Nicht entzündliches Weichteilrheuma

Die nicht entzündlichen weichteilrheumatischen Erkrankungen können das Fettgewebe, die Sehnen und Sehnenscheiden, die Schleimbeutel und die Muskeln betreffen. Die Beschwerden sind häufig und treten vorwiegend am Rücken, an den Hüften, Schultern und in der Umgebung von Kiefer-, Ellbogen-, Hand-, Knie- und Sprunggelenken auf.

Veränderungen des Fettgewebes

Das Fettgewebe ist gar nicht so selten betroffen, wird jedoch häufig übersehen, weil andere Strukturen mehr im Vordergrund stehen. Am häufigsten sieht man eine degenerative Veränderung des Fettgewebes, die Pannikulose. Sie findet sich vor allem bei Frauen um den Beginn der Wechseljahre, oft kombiniert mit Übergewicht. Das Fettgewebe an Schultern, Knien und Hüften ist hierbei knötchenförmig verändert und bei Druck und Verschiebung sehr schmerzhaft.

Sehnenscheiden- und Schleimbeutel- entzündungen

Sehnen haben die Aufgabe, die Bewegung der Muskeln auf die Knochen zu übertragen, ohne sich selbst wie die Muskeln in der Länge zu verändern. Sie sind durch ihre Auffaserung besonderer Belastung an ihren Ansätzen als dünne Einzelfasern am Knochen ausgesetzt und an Stellen, an denen Richtungsänderungen um Knochen erfolgen.

Sehnenscheiden und Schleimbeutel reagieren auf Überlastung oder Druckbelastung in aller Regel mit einer örtlichen Entzündung, die an den klassischen Entzündungszeichen, der Schwellung, Rötung, Überwärmung und dem Schmerz, leicht zu erkennen ist. An der Sehne kann es durch die örtliche Entzündung auch zu einer knotigen Verdickung kommen. Der Betroffene bemerkt – zum Beispiel beim „schnellenden Finger" – eine schmerzhafte Bewegungsbehinderung und beim Überwinden des Widerstandes ein charakteristisches Schnappen.

Eine Schleimbeutelentzündung (Bursitis) tritt meist bei mechanischer Überlastung, zum Beispiel am Knie des Fliesenlegers oder auch bei ständigem Druck des Schuhs am Großzeh bei Hallux valgus, auf. Sie kann auch am Schulter- oder Ellbogengelenk und am Ansatz der Achillessehne auftreten. Die Therapie basiert in beiden Fällen auf Krankengymnastik, Kälteanwendung, entzündungshemmenden Salben, Elektrotherapie.

Eine in ihrer Entstehung völlig unklare Schrumpfung der Sehne und ihrer Hülle tritt bei der Dupuytren'schen Kontraktur auf. Sie tritt fast immer an der Handfläche, meist am vierten und fünften Finger, auf, wodurch die betroffene Hand in Beugestellung gerät. Eine Therapie ist nur operativ möglich.

Muskelverspannungen

Die Muskulatur ist bei weichteilrheumatischen Erkrankungen selten allein betroffen, da auch kurze Beschwerden die ganze Muskel-Sehnen-Einheit in Mitleidenschaft ziehen. Jede länger bestehende Muskelverspannung belastet die zugehörigen Sehnen und eine Sehnenreizung irritiert auch die entsprechende Muskulatur. Meist sind die Muskelverspannungen auf eine Körperregion begrenzt. Doch kann die Verspannung weitergeleitet

Die Dupuytren'sche Kontraktur entwickelt sich langsam fortschreitend und völlig schmerzlos bei Männern im vorgerückten Alter.

Einen „Tennisellenbogen" kann der Arzt auch am Druckschmerz exakt über den Sehnenansätzen erkennen.

werden und wie bei einer Kettenreaktion weitere Muskel-Sehnen-Einheiten einbeziehen.

Als Ursache findet sich fast immer eine körperliche Überlastung oder auch eine seelische Belastung und Stress, oft kommt beides zusammen. Nicht selten findet sich auch eine Vorbelastung, zum Beispiel in Form einer Verkrümmung der Wirbelsäule oder einer anderen Gelenkerkrankung. Schließlich können auch Witterungseinflüsse wie Fahrtwind auf feuchter Haut auslösend wirken.

Neben diesen weichteilrheumatischen Muskelleiden gibt es sehr unterschiedliche, eher seltene Muskelerkrankungen, die angeboren sind oder durch Viren und toxische Einflüsse ausgelöst werden.

Periarthropathien

Häufig treten in einer Gelenkregion mehrere weichteilrheumatische Veränderungen zusammen auf, sodass man zusammenfassend von einer Periarthropathie einer Gelenkregion spricht. Oft ist die Schulter betroffen (Periarthropathia humeroscapularis, PHS). Unter diesen Begriff fallen auch das Rotatorenmanschetten-Syndrom und das Supraspinatussehnen-Syndrom. Das Schultergelenk bekommt durch eine Vielzahl von Muskeln Halt und Funktion, denn es ist aufgrund

Bei weichteilrheumatischen Erkrankungen kann unter Umständen auch Akupunktur hilfreich sein.

seiner im Verhältnis zum Oberarmkopf kleinen Pfanne selbst nicht in der Lage, die Gelenkführung und -stabilisierung zu übernehmen.

Die Schulterbeschwerden können durch Überlastungen, zum Beispiel Überkopfarbeiten und andere meist einseitig belastende Tätigkeiten, verursacht werden. Ein häufiges Problem ist das so genannte Impingement. Bei Muskelverspannung und unharmonischen Armbewegungen wird der Oberarm hochgezogen und dabei die Supraspinatussehne und der zugehörige Schleimbeutel zwischen dem Oberarmkopf und dem Schulterblattdach (Akromion) eingeklemmt. Der dadurch ausgelöste Schmerz führt zu weiterer Muskelverspannung und diese wieder zu Schmerzen, sodass ein Teufelskreis entsteht.

„Tennisellenbogen"

Die Periarthropathie in der Gegend des Ellenbogens wird Tennisellenbogen (Epikondylopathia radialis) bzw. Golfellenbogen (E. ulnaris) genannt. Schmerzen strahlen bei Anspannung der entsprechenden Muskeln vom Ellenbogen in den Unterarm bis in die Hand aus. Schon die Begrüßung per Händedruck kann dabei schmerzhaft sein. Monotone Tätigkeiten spielen auch hier eine wichtige Rolle. Sport ist bei der Entstehung der Erkrankung weniger häufig beteiligt. Überlastungen an den Sehnenansätzen des Ellenbogens treten häufig bei Kellnern, Montagearbeitern, Sekretärinnen und Hausfrauen auf.

Eine weitere wichtige Periarthropathie findet sich in der seitlichen Hüftpartie, meist im nahen Umfeld des großen Rollhügels (Trochanter major). Hier setzen die Sehnen kräftiger Muskeln an, die für die aufrechte Haltung und für Bewegungen der Beine verantwortlich sind. Auslöser ist häufig eine Fehlstellung durch Beinverkürzung, Wirbelsäulenverkrümmung oder ein Beinleiden, das einen unharmonischen Gang provoziert. Für die Betroffenen ist vor allem das Liegen auf der Seite eine Qual.

Bei allen genannten weichteilrheumatischen Erkrankungen tritt keine Veränderung der Laborwerte auf. Röntgenologisch können als Hinweise auf degenerative Veränderungen an Sehnen und Schleimbeutel Verkalkungen sichtbar sein. Diese Verkalkungen sind jedoch kein Hinweis auf eine besonders schwere Erkrankung und umgekehrt können auch bei hoch schmerzhaften Beschwerden die Verkalkungen fehlen.

Die Therapie erfolgt in allen Fällen durch Einstellung der belastenden Tätigkeit. Örtlich können Salbenanwendungen (NSAR), Elektrotherapie oder auch beides kombiniert als Iontophorese zur Anwendung kommen. In akuten Stadien ist örtliche Kälte sehr wirksam, bei chronischen Verläufen wird eher Wärme als angenehm und wirksam empfunden. Die Stoßwellentherapie als neues Verfahren ist noch im Stadium der Überprüfung und sollte nicht zu frühzeitig angewendet werden. Am Ellenbogen kann zur Beschwerdelinderung eine so genannte Epikondylitisspange, die die Zugkräfte an den Sehnenansätzen verringert, eingesetzt werden. Die früher häufig verordnete Schienenruhigstellung von Ellenbogen und Schulter wird heute nur noch selten und kurzzeitig durchgeführt.

Sehr wichtig ist eine frühzeitig einsetzende, vorsichtige Gymnastik, die über viele Wochen und auch selbstständig durchgeführt werden und mit Dehnungsübungen verbunden sein muss. Insgesamt ist bei weichteilrheumatischen Syndromen viel Geduld erforderlich, oft über mehrere Monate.

Operative Verfahren sind zu überlegen, wenn alle konservativen Therapien ohne Effekt waren. An der Schulter kann bei Impingement das Schulterdach (Akromion) teilweise entfernt werden. Am Ellenbogen ist eine Einkerbung der Muskulatur, evtl. mit Nervendurchtrennung, möglich.

Die Arbeit mit Trainingstherapiegeräten sollte unter fachlicher Anleitung erfolgen.

Lokale Injektionen gegen Fibromyalgie sind nur bei akuten Schmerzen an wenigen Stellen sinnvoll.

Das Fibromyalgiesyndrom

Ausgehend von örtlichen weichteilrheumatischen Beschwerden oder von Rückenschmerzen können sich im Verlauf von meist einigen Jahren die Beschwerden über den gesamten Bewegungsapparat ausdehnen und zu kontinuierlichen Schmerzen führen. Diese können bis in die Füße und Finger ausstrahlen und auch die Brustregion und die Kieferregion betreffen. Die Betroffenen – meist sind es Frauen im Alter zwischen 30 und 55 Jahren – klagen zudem über verminderte Leistungsfähigkeit, allgemeine Schwäche, schnelle Ermüdbarkeit und fast immer über Durchschlafstörungen. An weiteren Beschwerden können Gefühlsstörungen, Darm- und Blasenbeschwerden, verstärkte Regelschmerzen, Neigung zu kalten Händen und Konzentrationsstörungen auftreten. Auch über Spannungskopfschmerz, Herz- und Atembeschwerden wird geklagt und nicht selten ist die Stimmung deprimiert, kombiniert mit Angst vor der Zukunft. Wetterfühligkeit mit Beschwerdezunahme bei Nässe eher als bei Kälte besteht oft.

Obwohl die Fibromyalgie mit einer Häufigkeit von 1–2 % der Gesamtbevölkerung auftritt, ist es bis zur Diagnosestellung oft ein langer Weg. Für den Arzt sind bestimmte Druckschmerzpunkte wichtige Hinweise für die Erkrankung, denn röntgenologisch und im Labor lässt sie sich nicht nachweisen.

Die Therapie der Fibromyalgie ist bis heute sehr langwierig. Im Vordergrund steht die Bewegung. Die Gymnastik muss sehr vorsichtig beginnen und auf die Beschwerden Rücksicht nehmen. Dehnungsübungen und Atemgymnastik sowie Stabilisierung der Rückenmuskulatur sollten im Therapieprogramm enthalten sein. Neuere Erfahrungen zeigen, dass ein langsames und konstantes Auftrainieren der Muskulatur durch so genannte Trainingstherapiegeräte sehr hilfreich ist. Von manchen Patienten werden Kältemaßnahmen (auch die Kältekammer) gut vertragen, von anderen eher Wärme- und balneologische Anwendungen. Wie bei allen anderen Erkrankungen steht auch hier die Aufklärung durch Information und wenn möglich durch Patientenschulung als Basistherapie ganz vorne. Medikamentös hat sich am besten die sehr niedrig dosierte Gabe von Antidepressiva am Abend bewährt. In niedrigen Dosen wirken sie schmerzlindernd, muskelentspannend und schlaffördernd. Die Schlafphasen werden dabei nicht verändert und das Medikament macht nicht abhängig.

Sollten Schmerzmittel notwendig sein, empfiehlt sich ein nicht steroidales Antirheumatikum oder ein Analgetikum, sofern es von Wirkung ist.

Stoffwechsel- erkrankungen mit Rheuma- Symptomen

Es gibt eine ganze Reihe von nicht rheumatischen Erkrankungen, die im fortgeschrittenen Stadium oder infolge von Komplikationen zu Schmerzen und anderen Beschwerden am Bewegungsapparat führen können. Diese uneinheitliche Erkrankungsgruppe wird auch unter dem Begriff pararheumatische (wörtlich neben-rheumatische) Erkrankungen zusammengefasst. Bestes Beispiel ist die Gicht.

> ### Diagnosehinweise für eine Gicht
>
> - *Früherer Gichtanfall oder erhöhte Harnsäure*
> - *Massives Schmerzbild im Zehen-, Sprung- oder Kniegelenk*
> - *Nachweis der Harnsäure im Gelenk*
> - *Rasches Ansprechen auf Colchicin*

> ### Diät bei erhöhter Harnsäure und Gicht
>
> - *Verringerung der Purinzufuhr durch nur kleine Fleischmahlzeiten, Vermeiden von Innereien, Bevorzugung purinarmer Milch*
> - *Wenig Alkohol trinken*
> - *Normalisierung des Körpergewichts, aber keine Nulldiät, dabei viel trinken*

Gicht (Arthritis urica)

Die Gicht wird durch eine meist erblich bedingte und durch falsche Ernährung verstärkte Erhöhung des Harnsäurespiegels im Blut verursacht. Mehr als 5 % der erwachsenen Männer zeigen eine Harnsäureerhöhung, die Frauen sind zehnmal seltener betroffen. 2 % aller Männer, die das 65. Lebensjahr erreichen, haben bis dahin mindestens einen Gichtanfall erlitten. Die betroffenen Patienten leiden oft zusätzlich an Übergewicht, Bluthochdruck, erhöhten Blutfetten oder Zuckerkrankheit.

Im Körper fallen beim Abbau verschiedener Nahrungsmittel (vor allem Fleisch) Purine an, aus denen wiederum Harnsäure entsteht. Auch baut der Körper selbst Purine auf. Wenn zudem anlagebedingt die Harnsäure-Ausscheidung behindert ist, kommt es zu ständig erhöhten Harnsäurewerten. Seltenere Ursachen für eine Hyperurikämie sind Blut-

Oft gehen dem Gichtanfall ein überreichliches Essen oder auch erhöhter Alkoholgenuss voraus.

oder Nierenerkrankungen und bestimmte Medikamente.

Ein akuter Gichtanfall entsteht, wenn die normalerweise gelöste Harnsäure im Gelenk zu Kristallen ausfällt. Die nadelförmigen Kristalle üben einen starken Reiz auf die Gelenkinnenhaut aus. Hierdurch werden weiße Blutkörperchen als Fresszellen angelockt, die die Harnsäurekristalle aufnehmen, anschließend jedoch unter Abgabe von Schmerzstoffen und Entzündungsstoffen zerfallen. Die Gichtattacke beginnt meist nachts und führt für mehrere Stunden zu heftigen Schmerzen. Rötung und Schwellung reichen weit über das betroffene Gelenk hinaus. Das Allgemeinbefinden ist stark beeinträchtigt, gelegentlich besteht auch Fieber. Jede Bewegung verstärkt den Schmerz. Das Gelenk ist so empfindlich, dass selbst eine Bettdecke darüber nicht ertragen wird. Am häufigsten ist das Großzehengrundgelenk befallen, aber auch Sprunggelenke, Hand-, Knie- und Fingergelenke können betroffen sein. Auch eine Schleimbeutelentzündung, zum Beispiel am Ellenbogen, kann im Rahmen der Gicht auftreten. Ohne Behandlung können die Beschwerden mehrere Tage anhalten. Die Laboruntersuchung zeigt nach einem Gichtanfall nicht immer eine Erhöhung der Harnsäure, aber meist er-

höhte Entzündungswerte. Der mikroskopische Nachweis von Harnsäurekristallen in der Gelenkflüssigkeit zeigt einen Gichtanfall eindeutig an.

Eine chronische Gicht kann durch immer wieder auftretende Gelenkentzündungen im Laufe der Zeit zu deutlichen Gelenkzerstörungen einschließlich Gelenkdeformationen führen. Oft entsteht an den betroffenen Gelenken eine Arthrose. Außerdem finden sich häufig Gichtknoten unter der Haut (Tophi). Meistens entstehen sie in Gelenknähe, zum Beispiel an den Fingerstreckseiten. Ein typischer Ort ist auch die Ohrmuschel. An den Tophi sieht man manchmal die Harnsäure gelb durch die Haut schimmern.

Die Therapie der reinen Harnsäureerhöhung besteht in einer Kost, die arm an purinreichen Nahrungsmitteln ist. Erst in zweiter Linie erfolgt die Behandlung durch harnsäuresenkende Medikamente. Für diese Aufgabe gibt es Hemmer beim Abbau von Purin zu Harnsäure (zum Beispiel Allopurinol) und Medikamente, die die Harnsäureausscheidung über die Niere erhöhen (zum Beispiel Benzbromaron oder Probenezid). Bei Gicht ist eine Dauertherapie mit diesen Wirkstoffen erforderlich. Beim akuten Gichtanfall werden zur Erreichung einer möglichst schnellen Schmerzfrei-

Pseudogicht dürfte die häufigste Ursache für eine Gelenkentzündung im höheren Lebensalter sein.

heit Colchicin (kann in höheren Dosen zu Durchfall führen) oder nicht steroidale Antirheumatika in relativ hoher Dosierung eingesetzt.

Weitere Stoffwechsel- erkrankungen

Pseudogicht (Chondrokalzinose)

Eine weitere durch Kristalle verursachte Arthritis ist die Pseudogicht. Bevorzugt werden Knie- und Handgelenke betroffen. Die Kristalle lagern sich im Faserknorpel (zum Beispiel im Meniskus) ein. Die Erkrankung kann zu seltenen oder auch häufigen Anfällen von Gelenkschmerzen und Schwellungen führen. Sehr oft besteht zusätzlich eine Arthrose. Auslöser für die Chondrokalzinose kann auch eine Eisenablagerungserkrankung (Hämochromatose) sein. Die Untersuchung des Blutes ergibt meist keine Auffälligkeiten. In der Gelenkflüssigkeit kann man bei akuten Reizzuständen Kalziumpyrophosphatkristalle mikroskopisch erkennen. Röntgenologisch fallen charakteristische bandförmige Kalkablagerungen im Gelenkknorpel auf. Die Therapie gegen die Schmerzen und den Entzündungsreiz besteht in der Gabe von nicht steroidalen Antirheumatika, bei sehr akuten Schmerzen auch in einer Cortisoninjektion in das Gelenk.

Eisenspeicherkrankheit (Hämochromatose)

Ursache der Eisenspeicherkrankheit ist ein vererbbarer Stoffwechselfehler, der dazu führt, dass übermäßig viel Eisen aus der Nahrung aufgenommen wird. Bei 50 % der Betroffenen treten zusätzlich Gelenkschmerzen auf. Diese zeigen sich in den Grundgelenken des Zeige- und Mittelfingers, aber auch in Hand- und Kniegelenken. Zusätzlich besteht der Befund einer Pseudogicht. Im Labor fällt bei unbehandelter Eisenspeicherkrankheit das erhöhte Eisen sowie das erhöhte Speichereisen auf.

Die Behandlung erfolgt mit nicht steroidalen Antirheumatika zusätzlich zu den Maßnahmen, die den Eisengehalt des Körpers vermindern, vor allem Aderlässen.

Zuckerkrankheit (Diabetes mellitus)

Bei sehr lange bestehender und schwerer Zuckerkrankheit kann es zu Durchblutungsstörungen kommen, die in manchen Fällen auch Nerven der Füße betreffen. Hierdurch leidet die Feinabstimmung der einzelnen Muskeln und in der Folge können sich ein Plattfuß, aber auch Osteoporose sowie Knochen- und Gelenkveränderungen im Vorfuß und Mittelfuß entwickeln. Dies ist sicher die

Die Symptome der Pseudogicht verlaufen weniger heftig als bei der Gicht.

wichtigste rheumatische Komplikation der Zuckerkrankheit. Warum sich in manchen Fällen auch eine Steifigkeit der Finger entwickelt, die dann nicht mehr ganz gestreckt werden können, ist völlig unklar. Häufiger als in der übrigen Bevölkerung tritt bei Zuckerkranken auch die hyperostotische Spondylose auf sowie das Karpaltunnelsyndrom.

Therapeutisch steht neben der bestmöglichen Zuckereinstellung die symptomatische Therapie einschließlich der fußorthopädischen Versorgung im Vordergrund.

Akromegalie

Akromegalie ist die Größenzunahme von Händen, Füßen, Kopf, Kinn, Ohren und Nase im Erwachsenenalter, ausgelöst durch vermehrte Absonderung des Wachstumshormons. Bei dieser seltenen Erkrankung kann es auch zur Vergrößerung von Knochenenden und Wirbelkörpern kommen, die zu Gelenkschmerzen und -schwellungen führen. Auch ein Karpaltunnelsyndrom kann dabei auftreten.

Die Diagnose wird durch Röntgen und Hormonbestimmung gestellt. Die Therapie richtet sich zum einen gegen die Grundkrankheit, zum anderen symptomatisch gegen die Gelenkbeschwerden.

Von der Sarkoidose sind vor allem jüngere Frauen betroffen.

Schilddrüsenerkrankungen

Bei ausgeprägter Schilddrüsenunterfunktion kann es zu Muskelschwäche und Gelenkschmerzen kommen sowie auch zu einem Karpaltunnelsyndrom. Bei der Überfunktion der Nebenschilddrüsen kommt es teilweise zu Knochenveränderungen, die ebenfalls Gelenkschmerzen auslösen.

Bluterkrankheit

Die Bluterkrankheit (Hämophilie) kann durch wiederholte Blutergüsse in den Gelenken zu schweren Arthrosen führen.

Risikofaktoren für Osteoporose

- *Familiäre Belastung*
- *Untergewicht*
- *Blonde Haare, helle Haut*
- *Östrogenmangel, frühe Menopause*
- *Genussmittelmissbrauch*
- *Kalziumarme, phosphatreiche Kost*
- *Chronischer Durchfall*
- *Bewegungsmangel*
- *Bestimmte Medikamente, zum Beispiel Cortisonpräparate*
- *Überfunktion der Nebenschilddrüsen*

Lungenerkrankungen

Die Sarkoidose ist eine tuberkulose-ähnliche Erkrankung der Lunge, für die jedoch bisher eine Infektion nicht sicher nachgewiesen werden konnte.

Beschwerden sind Husten, häufig Fieber und Abgeschlagenheit. Zusätzlich tritt eine Arthritis (meist in den Sprunggelenken) auf. Als drittes Zeichen findet man eine knotige Schwellung, zum Beispiel an den Unterschenkeln, die sich in den Farbstufen eines Blutergusses verfärbt und druckschmerzhaft ist.

Die Gelenkbeschwerden bilden sich in der Regel bald zurück, die Lungenveränderungen können längere Zeit bestehen bleiben.

Im Labor finden sich erhöhte Entzündungswerte und auf dem Röntgenbild der Lunge sehr typisch verdickte Lymphknoten.

Im Allgemeinen verläuft die Erkrankung gutartig. Bei fehlender Tendenz zur Rückbildung der Lungenveränderungen werden Cortisonpräparate gegeben.

Osteoporose

Osteoporose ist eine Krankheit mit einer Abnahme des Knochenvolumens und meist auch des Mineralgehaltes, die klar über den normalen Altersverlust bei Mann oder Frau hinausgeht.

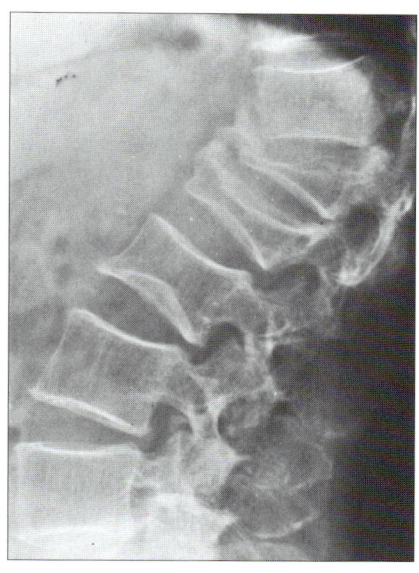

Wirbelkörpereinbrüche bei Osteoporose auf dem Röntgenbild

Dabei treten auch Änderungen in der Knochenstruktur auf, die zu einer Knochenbruchgefahr führen.

Am häufigsten findet sich die Osteoporose bei Frauen nach der Menopause (dem Ende der Regelblutung). Man rechnet in Deutschland mit etwa vier Millionen Osteoporosekranken, knapp 20 % davon sind Männer. Diese relativ hohe Zahl ist, abgesehen von der verbesserten Diagnostik, mit der gestiegenen Lebenserwartung zu begründen.

Alle Menschen bauen ihre Knochenmasse bis etwa zum 35. Lebensjahr auf. Es ist wichtig, dann möglichst viel Knochenmasse zu besitzen, da anschließend der normale Abbau einsetzt. Genau betrachtet ist der

Im Gegensatz zur Osteoporose ist Osteopenie der natürliche, altersabhängige Knochenverlust, der spätestens ab dem 40. Lebensjahr 1–2 % pro Jahr beträgt.

75

Im Vergleich kann das Ausmaß des Knochenverlustes oder auch der Knochenzunahme unter Therapie festgestellt werden.

Knochenabbau die Bilanz zwischen Auf- und Abbau von Knochen, da der Knochen ständig umgebaut wird. In jungen Jahren ist es somit sehr wichtig, dass ausreichend Kalzium zugeführt und dieses auch eingebaut wird. Hierzu trägt auch vernünftige sportliche Betätigung bei.

Bestimmte Lebensgewohnheiten und Umstände tragen dazu bei, dass der eine Mensch mehr, der andere weniger osteoporosegefährdet ist, wobei man bis heute nicht weiß, in welchem Ausmaß sich die einzelnen Faktoren auf die Osteoporose auswirken.

Die Osteoporose selbst entwickelt sich schleichend. Phasen mit starkem Knochenverlust und solche mit geringem können sich abwechseln. Frauen bauen ab der Menopause verstärkt Knochen ab, manche in sehr hohem Maße.

Schmerzen treten erst auf, wenn Wirbelkörperbrüche stattgefunden haben. Dabei kann es sich um Mikrofrakturen handeln, die auf dem Röntgenbild noch gar nicht zu sehen sind, leichte Wirbelbrüche mit dellenförmigem Einbruch in der Deck- oder Bodenplatte (Fischwirbel), Kompressionsfrakturen, bei denen der ganze Wirbel deutlich abgeflacht ist, und Keilwirbel, deren Vorderkante zusammengedrückt wurde. Mehrere Keilwirbel, die meist an der Brustwirbelsäule entstehen, führen auch zu einem verstärkten Rundrücken. Hierdurch nimmt die Körpergröße deutlich ab. Oft ist dies das erste Zeichen, an dem die nun fortgeschrittene Osteoporose erkannt wird. Da der Rundrücken die Atmung über den Brustkorb einschränkt, wölbt sich der Bauch nach vorne. Die Haut wird durch die Verkürzung der Wirbelsäule am Rücken faltiger, ein weiteres Osteoporose-Zeichen für den untersuchenden Arzt.

Osteoporose-Prophylaxe

- *Vermeidung von Genussmittelmissbrauch*
- *Kalziumreiche, vollwertige Ernährung*
- *Eventuell zusätzliche Gabe von Vitamin D*
- *Regelmäßige körperliche Aktivität*
- *Bei Frauen mit früher Menopause eventuell Hormonersatz*
- *Ausreichend Information*
- *Im Alter Sturzprophylaxe, zum Beispiel durch Wohnung ohne Schwellen, Haltegriffe im Bad*
- *Vorsichtiger Umgang mit Schlafmitteln*

Das Labor bietet leider bis heute noch keine in der Praxis nutzbare Untersuchung, um eine Osteoporose und deren Grad festzustellen. Andererseits können durch die Bestimmung von Kalzium, der alkalischen Phosphatase und eventuell dem Parathormon (Hormon der Nebenschilddrüse) Werte gemessen werden, die helfen, andere infrage kommende Krankheiten auszuschließen. Auch sind Hormonbestimmungen wichtig, um eine sekundäre Osteoporose feststellen zu können, die durch einen Mangel an Geschlechtshormonen verursacht wird.

Mit der Röntgenuntersuchung lassen sich gut veränderte Wirbelkörper erkennen, allerdings ist dann meist schon ein Knochenmineralverlust von mindestens 30 % eingetreten. Der Mineralgehalt der Knochen als Zeichen der Osteoporose lässt sich jedoch wesentlich früher durch eine Knochendichtemessung bestimmen. Hierzu existieren verschiedene Verfahren mit unterschiedlichen Stärken und Schwächen. Der größte Wert der Messung liegt im Vergleich mit einer Voruntersuchung, die genau am gleichen Knochenort mit dem gleichen Gerät und unter gleichen Bedingungen erfolgte.

Die häufigste Form der Osteoporose, die postmenopausale Osteoporose, tritt bei Frauen etwa ab dem 45. Lebensjahr auf und ist durch einen sehr hohen Abbau und einen geringeren Aufbau von Knochen gekennzeichnet.

Die zweite Osteoporoseform, die senile Osteoporose, wird bei Männern und Frauen etwa ab dem 65. Lebensjahr gefunden und zeigt ebenfalls eine negative Knochenbilanz. Hier ist jedoch nicht der Abbau gesteigert, sondern der Knochenaufbau vermindert.

Die sekundären Osteoporoseformen sind im Gegensatz zu den bisher genannten durch Vorerkrankungen bedingt. Ursachen sind der Mangel an weiblichen oder auch männlichen Geschlechtshormonen, aber auch eine Schilddrüsenüberfunktion.

Was man gegen Osteoporose tun kann

Die akute Therapie betrifft den Zeitpunkt nach Wirbeleinbrüchen. Hier ist die Schmerztherapie von größter Wichtigkeit. Dadurch soll auch die Immobilisierung sehr kurz gehalten werden. Schon im Bett müssen Informationen über die Erkrankung und Prinzipien der Rückenschule vermittelt werden. Auch erste vorsichtige krankengymnastische Übungen müssen bereits vorgenommen werden. Beim Aufstehen ist eine elastische

Auch Nebenwirkungen von Medikamenten, zu geringe Aufnahme von Kalzium durch den Darm, lange Bettlägerigkeit, Nieren- oder Leberstörungen, aber auch Tumoren können eine Osteoporose bedingen.

Der Tagesbedarf an Kalzium von 1–1,5 g wird schon fast durch 1 l Milch oder 150 g Hartkäse gedeckt. Auch in anderen Milchprodukten (außer Butter) und Blattgemüse ist viel Kalzium enthalten.

Bandage hilfreich. Nun erfolgen stabilisierende Übungen und Gangschulung. Oft ist psychologische Unterstützung sinnvoll. Ziel ist es, durch Training zu einem „Muskelkorsett" zu gelangen, das die Wirbelsäule ausreichend stabilisiert.

Parallel dazu erfolgt die medikamentöse Osteoporosetherapie, die sich nach den Ursachen richten muss. Medikamente, die den Knochenabbau bremsen, müssen bei rasantem Abbau eingesetzt werden, also bei Frauen im mittleren Lebensalter, die einen sehr starken Knochenumsatz aufweisen. Medikamente, die den Knochenaufbau steigern, sind dagegen bei älteren Menschen angebracht, bei denen ein sehr langsamer Knochenumsatz mit deutlich verringertem Aufbau vorliegt. Aus verschiedenen Präparaten muss eine sinnvolle Kombination zusammengestellt werden. Bei den sekundären Osteoporoseformen wird man natürlich die Ursache zu behandeln versuchen.

Der Knochenabbau wird durch Östrogene gehemmt, weswegen bei Frauen, die spontan oder operationsbedingt frühzeitig die Menopause erleben, die Therapie mit Hormonen unter Abwägung von Vor- und Nachteilen geprüft werden sollte.

Kalzium und Vitamin D fördern die Mineralisierung des Knochens und

hemmen gleichzeitig den Abbau, sodass sie sehr oft als „Basispräparate der Osteoporose" eingesetzt werden.

Den Abbau des Knochens hemmt auch Calcitonin (ein Hormon, das in bestimmten Zellen der Schilddrüse gebildet wird). Als Medikament wird es dem Körper durch Injektion oder als Nasenspray zugeführt. Zusätzlich besitzt Calcitonin auch schmerzlindernde Eigenschaften. Eine neue, sehr wirksame Gruppe von Medikamenten gegen den Knochenabbau sind die Bisphosphonate.

Fluorpräparate und Kalzium stimulieren die Knochenneubildung.

Die Bewegung ist zur Vorbeugung wie zur Behandlung der Osteoporose von größter Wichtigkeit. Von den Astronauten früherer Jahre, die ein bis zwei Wochen in der Schwerelosigkeit verbrachten, weiß man, dass diese jungen, trainierten Männer in kurzer Zeit nicht nur einen deutlichen Muskelabbau, sondern auch eine deutliche Osteoporose entwickelten. Die Bewegungstherapie führt zum verbesserten Einbau von Mineralien in die Knochen und zur Vermehrung der Knochensubstanz. Gleichzeitig wird die Haltemuskulatur der Wirbelsäule gekräftigt und somit die Körperachse stabilisiert.

Langfristig führt regelmäßige Gymnastik auch bei manifester Osteo-

Absender

Name

Straße

PLZ/Ort

Deutsche Rheuma-Liga
Bundesverband e. V.

Maximilianstraße 14
53111 Bonn

**Deutsche
Rheuma-Liga**
www.rheuma-liga.de

Sie haben noch Fragen?

Wir beraten und unterstützen Sie gern. Wo sich die nächstgelegene Gruppe der Deutschen Rheuma-Liga befindet, erfahren Sie, wenn Sie uns diese Karte senden.

Bitte schicken Sie mir kostenlos:

☐ Informationen zur Deutschen Rheuma-Liga

☐ Informationen zur Mitgliedschaft in der Deutschen Rheuma-Liga

☐ ein Exemplar der Zeitschrift *mobil*

porose zu Schmerzreduktion. Gerade am Anfang der Therapie, aber auch im weiteren Verlauf spielt die Bewegungstherapie im Wasser eine große Rolle. Weitere wichtige Therapiebestandteile sind

- ▶ Wärmeanwendung zur Muskellockerung,
- ▶ eventuell Elektrotherapie zur Schmerzlinderung,
- ▶ gründliche Information.

Bei älteren Menschen besteht durch den Gebrauch von Schlaf- und Beruhigungsmitteln erhöhte Sturzgefahr. Die Stürze von Osteoporosekranken führen zu über 100 000 Hüftoperationen pro Jahr in Deutschland. Bei einem Patienten mit chronischer Polyarthritis, der sich aufgrund seiner Schmerzen kaum bewegen kann, wird es durchaus sinnvoll sein, kurzfristig Cortison zu geben, um den entzündungsbedingten Schmerz zu nehmen. Der Patient kann dadurch wieder mobil werden und der Osteoporose entgegenwirken.

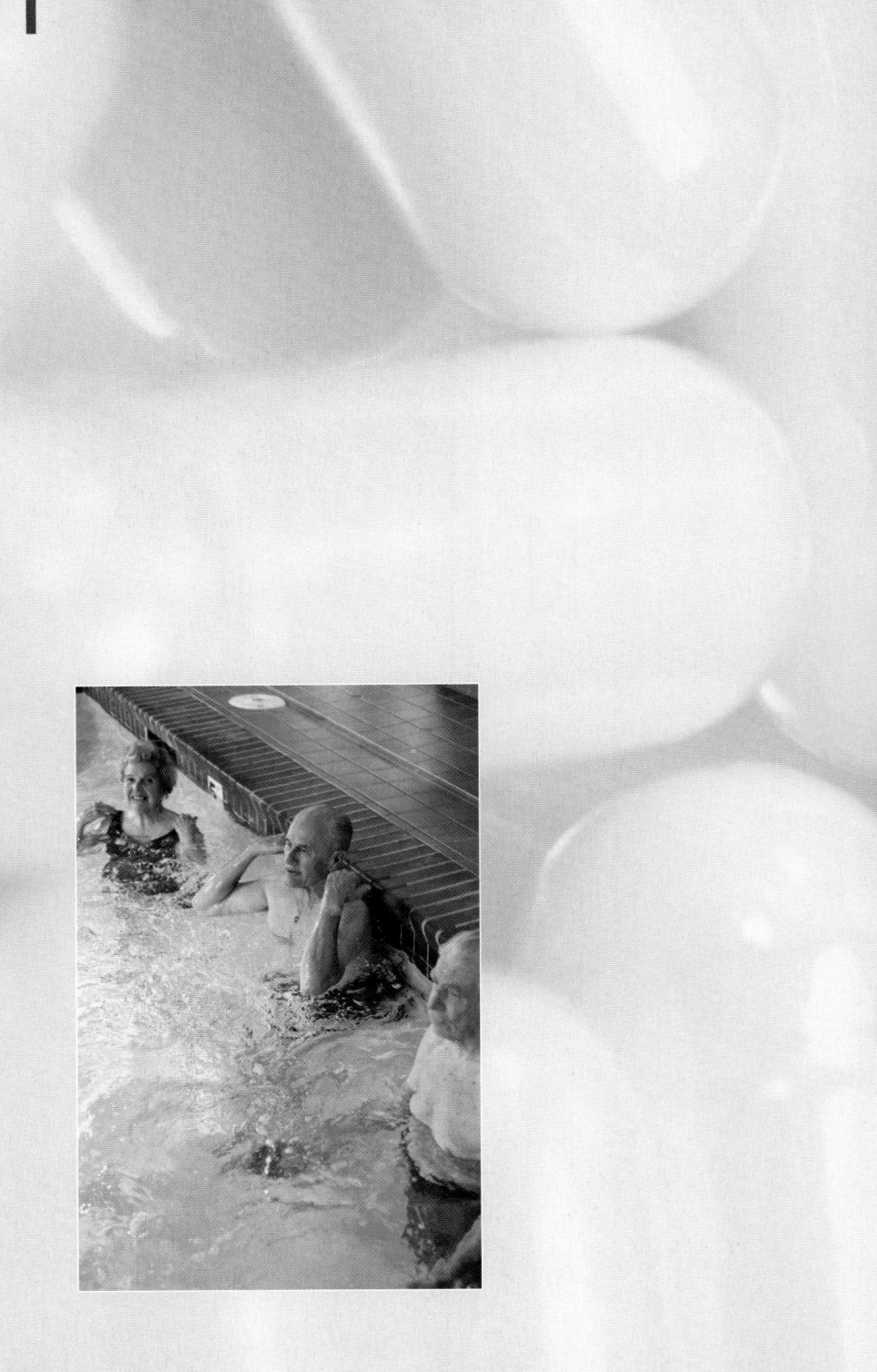

Rheuma behandeln

Therapie mit Medikamenten

Nicht steroidale Antirheumatika

Die nicht steroidalen Antirheumatika (NSAR) sind eine große Gruppe von Substanzen mit gleichem Wirkmechanismus, die entzündungshemmend und dadurch schmerzlindernd wirken. Keine andere Medikamentengruppe wird beim rheumatischen Formenkreis so häufig eingesetzt wie diese. Die NSAR haben keine Verwandtschaft mit den Cortisonpräparaten.

Der älteste und bekannteste Vertreter dieser Gruppe ist die Acetylsalicylsäure (ASS), das Aspirin®. Es wurde vor über 100 Jahren erstmals hergestellt. Die Nachfolgepräparate sind bezogen auf die Menge wirksamer und bezogen auf die Wirkung verträglicher als die ASS. Daher wird die ASS nur noch selten zur Rheumabehandlung benutzt.

Aus dem Wirkmechanismus ergibt sich der Anwendungsbereich dieser Medikamentengruppe: entzündlich rheumatische Erkrankungen, wie die chronische Polyarthritis und der Morbus Bechterew, aber auch die aktivierte Arthrose und das Wirbelsäulensyndrom mit Reizung und Schwellung. Je geringer der entzündliche Prozess ist, desto geringer wird die Wirkung der nicht steroidalen Antirheumatika sein.

Die verschiedenen Substanzen dieser Gruppe unterscheiden sich durch die Wirkdauer und die Dauer bis zum Wirkungsbeginn. Substanzen mit kurzer Wirkdauer werden aus verschiedenen Gründen, insbesondere der geringeren Gefahr einer Überdosierung, bevorzugt.

Besonderheiten der Dosierung sind bei gleichzeitiger Einnahme von Blutverdünnungsmitteln (Marcumar®), blutzuckersenkenden Mitteln und manchen Herzmitteln zu beachten. Auch die Rheumamedikamente MTX und Ciclosporin sollten mit einigen Stunden Abstand zu den nicht steroidalen Antirheumatika angewendet werden.

Bei gleichzeitiger Einnahme höherer Cortisondosen zusammen mit nicht steroidalen Antirheumatika ist das Risiko von Magenproblemen wesentlich größer, sodass eine Magen-Schutztherapie sinnvoll ist.

Substanzen mit kurzer Wirkdauer sind vor allem die Wirkstoffe Diclofenac, Ibuprofen, Acemetacin. Länger wirkend sind Naproxen und Piroxicam.

Unerwünschte Wirkungen der nicht steroidalen Antirheumatika

- **Magen-Darm-Trakt:** *Erbrechen, Durchfall, Magengeschwüre, Blutungen*
- **Haut:** *Ausschläge, Allergien*
- **Niere:** *Schwellungen, zum Beispiel eines Beines, Hochdruck, Veränderung von Nierenwerten, krankhafter Urinbefund*
- **Leber:** *Störung der Entgiftung, erhöhte Leberwerte*
- **Zentrales Nervensystem:** *Schwindel, Kopfschmerzen*
- **Blutbildung:** *Verminderung der Anzahl weißer Blutkörperchen oder Blutplättchen*
- **Lunge:** *Asthma*

Trotz der Möglichkeiten von Nebenwirkungen vertragen die meisten Menschen diese Präparate auch bei lang andauernder Einnahme.

Nebenwirkungen von nicht steroidalen Antirheumatika treten vor allem im Magen-Darm-Trakt, an der Haut, dem zentralen Nervensystem (ZNS), der Lunge, selten der Leber und den Blut bildenden Organen auf.

Verglichen mit der Durchschnittsbevölkerung ist das Risiko für Nebenerscheinungen am Magen bei bestimmten Patienten höher, sodass hier die Einnahme mit besonderer Sorgfalt erfolgen muss. Erhöhte Risiken bei Einnahme von nicht steroidalen Antirheumatika haben Menschen mit der Vorgeschichte eines Geschwürs am Magen oder Zwölffingerdarm, einem Alter über 60 Jahre sowie mit vielen Begleiterkrankungen und mit zusätzlicher Einnahme von Präparaten, die ungünstig auf den Magen wirken.

Die nicht steroidalen Antirheumatika werden in verschiedenen Darreichungsformen angeboten, als Dragees, Filmtabletten, Kapseln, in auflösbarer Form, als Zäpfchen (Suppositorien), Salben und Gele und spritzbar in Ampullenform.

Die Dosierung sollte nach der Devise „so wenig wie möglich, aber so viel wie nötig" den Beschwerden optimal angepasst sein. Das heißt auch, dass nach längerer Einnahme in Absprache mit dem Arzt durchaus versucht werden sollte, die Dosis zu reduzieren.

Sind die Schmerzen selten, aber heftig, wird der Patient das nicht steroidale Antirheumatikum nur bei Bedarf, aber in schnell wirkender Form (zum Beispiel als Tabs, die schnell zerfallen) nehmen.

Bestehen regelmäßig starke Schmerzen in den frühen Morgenstunden und beim Aufstehen, sollte regelmäßig abends ein Retardpräparat, das heißt ein Medikament, bei dem die Wirkung verzögert eintritt, nämlich in der Zeitspanne, in der es benötigt wird, eingenommen werden. Auch Zäpfchen wirken mit Verzögerung. Eine Kombination verschiedener Sorten von nicht steroidalen Antirheumatika sollte vermieden werden.

Salben und Gele sind bei geringen Beschwerden sinnvoll, da nur eine begrenzte Menge an Wirkstoffen über die Haut aufgenommen werden kann. Zusätzliche Effekte entstehen dann, wenn die Schmerzregion bei der Einreibung massiert wird, und durch Kühlwirkung bei Gelen. Dickeres Auftragen verstärkt die Wirkung nicht.

Für die lokale Behandlung geeignet sind entzündete oder gereizte Gewebe, die nicht zu weit von der Haut entfernt sind, zum Beispiel Sehnenscheiden, Sehnenansätze, Gelenke an Händen und Füßen. Als Nebenwirkungen können örtliche Hautreizungen auftreten.

Injektionen der nicht steroidalen Antirheumatika in den Muskel bringen keine wesentlichen Vorteile, jedoch zusätzliche Risiken. Solche Injektionen sind nur dann angebracht, wenn die Gabe über den Verdauungstrakt nicht sinnvoll ist. Die Unverträglichkeit am Magen ist weniger durch die direkte Reizung der Magenschleimhaut bedingt, sondern kommt bei jeder Darreichungsform zum größten Teil auf dem Blutweg zustande. Daher lässt sich dieses Problem auch nicht mit Injektionen oder Zäpfchen voll umgehen, denn auch

> **Alarmzeichen für Nebenwirkungen**
>
> * *deutlich verschlechterter Allgemeinzustand, Fieber*
> * *Erbrechen*
> * *starke Bauchschmerzen*
> * *schwarzer Stuhl*
> * *blutiger Stuhl*

Suchen Sie sofort einen Arzt auf, wenn Sie diese Alarmzeichen bemerken.

auf diese Weise transportiert das Blut die Wirkstoffe.

Eine Hauptwirkung der nicht steroidalen Antirheumatika beruht auf der Bremsung der Prostaglandin-Herstellung durch die so genannte Cyclooxygenase-(COX-)Hemmung. Die „guten" Prostaglandine, die Magenschleimhaut und Niere schützen, werden durch das Enzym COX-1 im Körper erzeugt, die Prostaglandine, die Schmerz und Entzündung hervorrufen, nur durch COX-2. Es ist inzwischen gelungen, die für die Entzündung verantwortlichen Prostaglandine separat am Aufbau zu hindern. Diese COX-2-Hemmer haben inzwischen auch in der Praxis ihre speziellen Vorteile bewiesen und werden magenempfindlichen Patienten oder Rheumakranken, die schon ein Magengeschwür hatten, verordnet. Sie sind deutlich teurer als herkömmliche NSAR.

Prostaglandine sind körpereigene Substanzen, die einerseits lebenswichtige Funktionen in Gang halten, andererseits auch Entzündungen hervorrufen können.

Cortison wird wie kaum ein anderes Medikament entweder in den Himmel gelobt oder als Teufelszeug verdammt.

Cortison

Cortisonpräparate (Corticosteroide) stammen von dem körpereigenen Nebennierenrinden-Hormon Cortisol ab. 1938 wurde das Kortikoid erstmals synthetisch hergestellt. Wie bei jedem anderen Medikament gilt, dass der Nutzen, das heißt das Verhältnis von Wirkung zu Nebenwirkung, umso größer ist, je besser die Indikation, die Dosis, die Dosisanpassung, die Verteilung im Tagesablauf und die mögliche Beeinflussung anderer Medikamente oder Erkrankungen beachtet werden.

Besondere Bedeutung bei unerwünschten Wirkungen muss die Beeinflussung des körpereigenen Cortison-Regelkreises bekommen. Wird von außen Cortison zugeführt, beeinflusst dies genau wie das körpereigene Hormon den Messfühler im Gehirn (Hypothalamus, Hypophyse) und meldet der Nebennierenrinde, dass wegen ausreichend hohen Kortisonspiegels die Produktion gedrosselt werden kann. Die Folge ist, dass bei Stressbelastung (etwa bei einer Operation) die „gebremste" Nebenniere nicht schnell genug Nachschub produzieren kann. Das gleiche Problem tritt ein, wenn lang angewandte niedrige oder über einige Zeit angewandte mittelhohe Dosen abrupt beendet werden. Nach langer Einnahme muss gegebenenfalls durch Laboruntersuchungen das Funktionieren des körpereigenen Cortison-Regelkreises überprüft werden.

Osteoporose ist eine Nebenwirkung, die nur bei sehr langer Therapiedauer oder bei höheren Dosen in bedeutsamem Maße auftritt. Ursächlich ist hierfür ein verstärkter Knochenabbau kombiniert mit verminderter Kalziumaufnahme aus dem Darm verantwortlich. Somit ist in vielen Fällen eine antiosteoporotische Therapie sinnvoll.

Bei einer niedrigen Dosis von 5 mg Prednisolon oder darunter besteht nur eine sehr geringe osteoporotische Wirkung. Der Blutzucker erhöht sich unter Cortisoneinfluss bei höheren Dosen vor allem bei Diabetikern, al-

So werden Corticoide gut vertragen

- *Die Einnahme nach Möglichkeit zur Zeit der körpereigenen Cortisolausschüttung zwischen 5 und 7 Uhr morgens*
- *Bei längerfristiger Therapie: Wahl einer möglichst niedrigen Dosis*
- *Keine Anwendung von Präparaten mit verzögerter Wirkung*
- *Ärztliche Kontrolluntersuchungen*
- *Bei höheren Dosen sind Augenkontrollen notwendig*
- *Langsame Reduzierung nach Langzeittherapien*

lerdings auch oft bei Menschen, die bisher keine Stoffwechselauffälligkeiten zeigten. Auf den Magen hat die Einnahme von Cortisonpräparaten keine schädigende Wirkung. Allerdings besteht bei gleichzeitiger Einnahme von nicht steroidalen Antirheumatika immer das Risiko einer Magenschleimhautschädigung. Für Risikopatienten ist dann eine gleichzeitige Magenschutztherapie angezeigt.

Bei sehr aktiven Erkrankungen (zum Beispiel Kollagenosen) ist auch eine hoch dosierte Cortison-Stoßtherapie (Pulstherapie) notwendig. Diese wird meistens mit Kurzinfusionen durchgeführt.

Schmerzmittel

Neben den bisher erwähnten Medikamenten, die speziell auf die rheumatische Erkrankung oder deren Entzündung wirken, können auch Analgetika (reine Schmerzmittel) infrage kommen. Gründe für den Schmerzmitteleinsatz bei rheumatischen Erkrankungen können eine Unverträglichkeit von Antirheumatika oder eine nicht ausreichende Wirkung von Antirheumatika sein.

Paracetamol ist ein leichtes, im Allgemeinen gut verträgliches Schmerzmittel, das bei Bedarf zusätzlich zu den anderen Medikamenten ange-

wendet werden kann. Bei massiver Überdosierung können allerdings schwere Leberschäden eintreten.

Metamizol (Novalgin®) ist ein lang bekanntes mittelstarkes Schmerzmittel, das ebenfalls meist gut vertragen wird. In seltenen Fällen kann eine Blutbildungsstörung auftreten.

Zu den starken Schmerzmitteln gehören zum Beispiel Temgesic® und Tramal®, die beide schon morphinähnlichen Charakter haben. Stärkste Medikamente, die dem Betäubungsmittelgesetz unterliegen, werden dem Rheumapatienten nur im Ausnahmefall verordnet.

Tipp: Tabletten, die geteilt werden müssen, springen häufig davon. In einem Eierbecher können sie mit dem Finger erfolgreich halbiert werden.

Hinweise für die Einnahme von Schmerzmitteln

- *Möglichst keine Mischpräparate einnehmen, da sie die Wahrscheinlichkeit einer Unverträglichkeit oder Allergie begünstigen*
- *Die niedrigste Dosis, die ausreichend wirkt, herausfinden*
- *Leber- und Nierenfunktionsstörungen, hohes Alter und niedriges Körpergewicht erfordern eine niedrigere Dosis.*
- *Bei gleichzeitiger Einnahme von Schlaf- oder Beruhigungsmitteln oder Psychopharmaka ist die Schmerzmittelwirkung verstärkt.*
- *Bei rheumatischen Erkrankungen wird die reine Schmerztherapie meist nicht regelmäßig, sondern nach Bedarf erfolgen.*

Zu den Nebenwirkungen von Schmerzmitteln gehören Müdigkeit, Stuhlträgheit und bei hohen Dosen auch eine abschwächende Wirkung auf das Atemzentrum.

Auf einen Morbus Bechterew ohne Gelenkbefall haben die Basistherapeutika nach allen vorliegenden Untersuchungen keine Wirkung.

Basistherapeutika

Basistherapeutika sind Substanzen, die bei entzündlich rheumatischen Erkrankungen in den Krankheitsmechanismus eingreifen und die Krankheit langfristig unterdrücken sollen. Dabei bremsen sie das Immunsystem im Sinne einer Regulierung; denn bei den meisten dieser Erkrankungen ist das Immunsystem überaktiv.

Die Präparate sind angezeigt, wenn eine chronische Polyarthritis, juvenile chronische Arthritis, seronegative Spondarthropathie, Kollagenose oder Vaskulitis diagnostisch gesichert ist und Aktivitätszeichen bestehen. Die einzelnen Substanzen unterscheiden sich deutlich und sind für den Einsatz bei rheumatischen Erkrankungen zum großen Teil durch Zufall entdeckt worden.

Eine Gruppe der Basistherapeutika kommt auch aus der Tumortherapie. Diese Medikamente (Zytostatika) zeigen in einer vielfach geringeren Dosierung als bei der Tumortherapie in der Rheumabehandlung eine sehr gute Wirkung, weil sie die Aktivität des Immunsystems bremsen.

Eine andere Medikamentengruppe kommt aus der Transplantationsmedizin und ist ebenfalls geeignet, die Aktivität des Immunsystems zu reduzieren (Immunsuppressiva).

Chloroquin-Präparate

Diese gegen Malaria entwickelten Substanzen sind Basistherapeutika für eher milde Krankheitsverläufe einer chronischen Polyarthritis. Sie zeigen auch beim SLE und bei Mischkollagenosen gute Wirkung. Bei der Psoriasisarthritis sind sie wegen der Möglichkeit einer Verschlimmerung des Hautbefalls weniger geeignet.

An Nebenwirkungen treten Übelkeit, Magendrücken, Schlafstörungen, Kopfschmerzen und Hauterkrankungen auf. Selten kommt es zu Muskelschwäche oder Blutbildungsstörungen. Augenkontrollen sind regelmäßig notwendig, da sich Resochin häufig in der Hornhaut einlagert. Dies ist ungefährlich, da sich die Einlagerung bei Medikamentenpause wieder zurückbildet. Nimmt die Einlagerung jedoch im Laufe der Zeit unkontrolliert und massiv zu, kann auch die Netzhaut betroffen werden, die die Substanz nicht mehr freigibt. Gegenanzeigen von Chloroquin-Präparaten sind: Schwangerschaft, Stillzeit, Leber- und Nierenschäden.

Sulfasalazin

Sulfasalazin ist ein Medikament, das vor 50 Jahren speziell für die chronische Polyarthritis entwickelt wurde, lange Zeit in Vergessenheit geriet und in den letzten 25 Jahren aufgrund der

Allgemeine Hinweise zur Basistherapie

- *Nach der Diagnosestellung soll möglichst frühzeitig eine Basistherapie begonnen werden. Die Wirksamkeit der Therapie ist erst nach längerer Zeit (bis zu 6 Monaten) beurteilbar.*
- *Wenn ein Präparat unwirksam ist oder wird, sind folgende Möglichkeiten gegeben: Dosiserhöhung, Wechsel auf eine andere Substanz, Kombination der alten mit einer neuen Substanz.*
- *Nach Eintreten der Wirksamkeit kann bei einigen Wirkstoffen eine Dosisreduzierung überdacht werden.*
- *Eine Therapiebeendigung ist erst nach langer (meist mehrjähriger) Remission zu wagen.*
- *Bei faktisch allen Präparaten ist eine Schwangerschaft unter Medikation zu vermeiden. Bei einigen Substanzen dürfen Männer bis mehrere Monate nach Therapieende keine Kinder zeugen.*
- *Bei allen Basismedikamenten muss eine regelmäßige ärztliche und Laborkontrolle zuverlässig gewährleistet sein.*
- *Ein Therapiepass ist äußerst wichtig, damit nach Jahren die Dauer und Dosierung sowie mögliche Gründe für einen Therapieabbruch einfach zu erheben sind.*

guten Verträglichkeit wieder häufiger eingesetzt wurde. Es eignet sich vor allem für die chronische Polyarthritis und die seronegativen Spondarthritiden bei geringer bis mittelmäßiger Krankheitsaktivität. Nebenwirkungen bestehen in Form von Hautausschlägen, Magen-Darm-Beschwerden und selten durch Veränderungen des Blutbildes, der Leber, der Niere und der Lunge. Gegenanzeigen sind Schwangerschaft, Stillzeit, Allergien gegen ASS und Sulfonamide.

Goldpräparate

Die Behandlung mit Goldinjektionen erfolgt mit einer Aufsättigungsphase von ein bis zwei Injektionen pro Woche. Nach Wirkungseintritt ist nur noch die Erhaltungsdosis von einer Injektion (50 mg Tauredon®) alle drei Wochen nötig. Die Intervalle können später eventuell noch mehr gestreckt werden bis auf eine Injektion pro Monat. Gegenanzeigen sind Schwangerschaft, Stillzeit, Allergien gegen ASS und Sulfonamide.

Goldinjektionen werden seit über 60 Jahren eingesetzt und haben eine gute und gesicherte Wirkung.

Warnzeichen bei einer Basistherapie

- *Ungewöhnliches Auftreten von Aphthen*
- *Zahnfleischbluten, Hautblutungen*
- *Fieber*
- *Stark verschlechterter Allgemeinzustand*
- *Ausgeprägte Hautausschläge*
- *Wassereinlagerung*

Wirkung und Nebenwirkungen sind beim Einsatz der Goldtabletten milder. Weicher Stuhl, Durchfall und Bauchkrämpfe treten nur bei den Tabletten auf.

Gegenanzeigen bei Methotrexat sind Schwangerschaft und Stillzeit, Leber- und Nierenfunktionsstörungen, Alkoholmissbrauch.

Gold in Tablettenform ist erst seit gut 20 Jahren verfügbar. Unter dieser Therapie entstehen wesentlich niedrigere Goldspiegel als unter den Injektionen.

Goldtabletten und Injektionen können diverse Formen von Hautausschlägen hervorrufen sowie Aphten der Mundschleimhaut. Als Zeichen einer Blutbildungsstörung kann ein Abfall der Blutzellen, insbesondere der weißen Blutkörperchen und Blutplättchen, auftreten. Auch Leber- und Nierenschädigung ist möglich. Regelmäßige Blutkontrollen gewährleisten, dass die Nebenerscheinungen schon im Stadium der Organbelastung erkannt werden, bevor es zu Organschädigungen kommt.

Gegenanzeigen bei der Goldtherapie sind Schwangerschaft, Stillzeit, Goldallergie, Bluterkrankungen, Unzuverlässigkeit in der Wahrnehmung ärztlicher Kontrolluntersuchungen.

D-Penicillamin

D-Penicillamin wird heute nur noch selten verwendet. Zusätzlich zu den bei der Goldtherapie aufgeführten Nebenwirkungen an Haut, Blut bildenden Organen, Leber und Niere kann es relativ häufig zu einer Geschmacksstörung kommen.

Gegenanzeigen sind Schwangerschaft und Stillzeit, Penicillin-Allergie, Kollagenose, Bluterkrankung, Leber- und Nierenerkrankungen.

Methotrexat

Methotrexat (MTX) wird seit Jahrzehnten in der Tumortherapie eingesetzt und hat sich in den letzten zehn Jahren zu dem am häufigsten benutzten Basistherapeutikum bei der chronischen Polyarthritis entwickelt. Wichtig ist, dass die Dosis nur einmal in der Woche genommen wird. Manche Ärzte verordnen zur besseren Verträglichkeit zusätzlich ein Folsäurepräparat 24 Stunden nach der MTX-Dosis.

Häufigste Nebenwirkung ist Übelkeit. Leberschäden kommen im Gegensatz zur Therapie mit hohen Methotrexat-Dosen sehr selten vor, außer bei Alkoholmissbrauch oder Lebervorschädigung.

Weitere seltene Nebenwirkungen sind eine Lungenbeteiligung, die sich durch trockenen Husten und Atemnot bemerkbar macht, und eine Stö-

Basistherapeutika-Übersicht

Substanz	Präparatebeispiele	Geeignet bei	Einnahme bis Wirkungseintritt
Chloroquin-abkömmlinge	Resochin® Tabl., Quensyl® Tabl.	Milde cP, Milder SLE	3–6 Monate
Sulfasalazin	Azulfidine RA® Kaps., Pleon RA® Kaps.	cP, Psoriasisarthritis, seroneg. Spondarthropathie, speziell mit Darmbeteiligung	2,5–5 Monate
Goldpräparate	Ridaura® Tabl., Tauredon®-Injekt.	cP, Psoriasisarthritis, seroneg. Spondarthropathie	5–6 Monate 4–5 Monate
D-Penicillamin	Metalcaptase® Filmtabl.	cP-Reserve-Medikament, evtl. Sklerodermie	2–5 Monate
Methotrexat	Methotrexat® Lantarel® Tabl. oder Inj.	cP, Psoriasisarthritis, seroneg. Spondarthropa-thie, Kollagenosen	2–4 Monate
Azathioprin	Imurek® Filmtabl.	Schwere cP, Kollagenosen,	2–5 Monate
Cyclophosphamid	Endoxan® Tabl. oder Amp.	rheumat. Erkrankungen mit Organbeteiligung, Vaskulitiden	1–2 Monate bzw. nach 3. Infusion
Chlorambucil	Leukeran® Tabl. oder Amp.	Kurze Therapien mit schwersten Erkrankungen	4–8 Wochen
Ciclosporin A	Sandimun Optoral®	Schwere cP, schwere Psoriasis-arthritis, Behçet-Syndrom	1–3 Monate
Leflunomid	Arava®	Mittelschwere cP	1–3 Monate
TNF-alpha-Blocker	Enbrel® Remicade® Injektion/Infusion	Schwere rheumatische Krankheitsverläufe	1–6 Wochen

rung des Blut bildenden Systems mit Mangel an Blutzellen. Auch Haut- und Schleimhautprobleme werden nach der Anwendung von Methotrexat gelegentlich beobachtet sowie ein Neuauftreten von Rheumaknoten.

Azathioprin

Azathioprin ist eine altbekannte Substanz, die heute nur noch selten für die chronische Polyarthritis, jedoch weiterhin für Kollagenosen und Vaskulitiden benutzt wird.

Nebenwirkungen können sich auf das Blutbild, Leber, Niere und die Haut beziehen, weiterhin tritt selten ein medikamentenbedingtes Fieber auf. Gegenanzeigen sind Schwangerschaft, Stillzeit, Leber-, Nieren- und Knochenmarkschäden, infektiöse Krankheiten sowie die Behandlung mit Allopurinol.

Cyclophosphamid

Cyclophosphamid ist eines der am stärksten wirksamen Medikamente bei entzündlich rheumatischen Erkrankungen. Es kann entweder täglich in Tablettenform verordnet werden oder in mehrwöchigem Abstand als Infusion, wobei es dann zusammen mit einem Schutzpräparat gegen Blasenentzündungen gegeben wird. Diese Behandlung erfolgt meist stationär, zumindest am Anfang der Therapie. Die Nebenwirkungen entsprechen den anderer Medikamente. Nicht selten tritt Übelkeit, gelegentlich auch Haarausfall auf. In kurzen Abständen müssen die Leberwerte und die Blutzellen kontrolliert werden. Eine Schädigung des Blut bildenden Systems und akute Infektionen verbieten die Therapie.

Ciclosporin

Ciclosporin ist ein Medikament, das aus der Transplantationsmedizin stammt und vor allem nach Nierentransplantationen eingesetzt wird. An besonderen Nebenwirkungen ist auf eine Blutdruckerhöhung und einen Anstieg der Nierenwerte zu achten, die zu einer Dosissenkung führen müssen.

Auftreten kann auch eine verstärkte Behaarung sowie eine Verdickung und Vermehrung des Zahnfleisches. Weiterhin ist auf Wassereinlagerung (Ödeme), Veränderungen des Blutbildes und der Leberwerte zu achten. Als Gegenanzeigen gelten akute Infektionen, unbehandelter Hochdruck sowie Leber- und Nierenfunktionsstörungen.

Leflunomid

Leflunomid ist ein neues Basis-Therapeutikum, das in der Wirkung etwa mit MTX vergleichbar ist. Zur Erkennung von Nebenwirkungen ist vor allem auf das Blutbild und die Laborwerte der Leber zu achten.

TNF-alpha-Blocker

Die Tumornekrosefaktor(TNF)-alpha-Blocker gehören zu einer neuen Generation hochwirksamer Rheuma-Medikamente, die sehr zielgerichtet auf entzündungsfördernde Zellübertragungsstoffe wirken und diese inaktivieren. Die sehr teure Behandlung ist schweren Verläufen rheumatischer

Cyclophosphamid wird nur für sehr schwere Fälle einer chronischen Polyarthritis, meist mit Organbeteiligung, sowie für Kollagenosen und Vaskulitiden eingesetzt.

Erkrankungen, die auf herkömmliche Therapien nicht angesprochen haben, vorbehalten.

Kombinationstherapie

Lange Zeit war die Kombinationstherapie von Basistherapeutika die große Ausnahme. Durch die Auswertung großer Behandlungsserien weiß man heute, dass das Risiko bei der Medikamentenkombination nicht wesentlich ansteigt, aber manche Kombinationen doch höhere Wirkchancen erbringen. Zu diesen Kombinationen zählen zum Beispiel MTX und Resochin, MTX und Cyiclosporin oder die Dreifachkombination MTX, Sulfasalazin und Resochin.

Injektionstherapie

Die Injektion oder Infiltration erfolgt meist mit lokalen Betäubungsmitteln (zum Beispiel Lidocain®). Es führt am Schmerzort zu einer binnen weniger Minuten einsetzenden Schmerzlinderung.

Geeignet für diese lokale Schmerztherapie sind Sehnenansatzschmerzen (zum Beispiel Tennisellenbogen) und viele andere lokale Beschwerdebilder.

In manchen Fällen, insbesondere bei Injektionen in Gelenke, wird das lokale Betäubungsmittel mit einem Cortisonpräparat kombiniert.

Vorsichtsmaßnahmen bei Cortisoninjektionen

- *Höchstens 3–4 Injektionen des gleichen Gelenkes pro Jahr.*
- *Gleichzeitige Injektion mehrerer großer Gelenke vermeiden.*
- *Bei Schmerzzunahme oder Rötung im behandelten Gelenk oder bei Auftritt von Fieber sofort den Arzt aufsuchen.*

Synoviorthesen

Die Synoviorthese ist eine Behandlung der Entzündung und Wucherung der Gelenkinnenhaut, die in der Wirksamkeit zwischen einer Cortisoninjektion in das Gelenk und einer Operation mit Entfernung der Gelenkinnenhaut (Synovektomie) liegt. Die injizierten Substanzen bewirken eine Zerstörung der inneren Schichten der Gelenkinnenhaut mit Vernarbung. Man unterscheidet zwischen chemischer Synoviorthese und Radiosynoviorthese. Erstere wird mit einem Venenverödungsmittel oder Osmiumsäure durchgeführt. Dabei kommt es zu einer hoch entzündlichen, schmerzhaften Reaktion, meist mit der Ausbildung eines großen Gelenkergusses, der manchmal abpunktiert werden muss. Bei der Radiosynovior-

---

Die Ursache dafür, dass die Schmerzfreiheit oft weit über die Wirkdauer des Betäubungsmittels hinaus anhält, liegt darin, dass die Injektion den Teufelskreis des Schmerzes unterbricht.

Synoviorthesen können auch bei Patienten durchgeführt werden, die für eine Operation nicht belastbar sind.

Synoviorthese

Vorteile:

- Die Substanz erreicht jeden Winkel des Gelenkes.
- Die Behandlung ist wenig belastend.
- Das Risiko ist gering, die Nachbehandlung kurz.
- Eine Behandlung ist auch bei Patienten möglich, die nicht operiert werden können.
- Zu einem späteren Zeitpunkt kann die Behandlung wiederholt werden.
- Die Behandlung mehrerer Gelenke in kurzer Abfolge ist möglich.

Nachteile:

- Bei sehr ausgeprägter Wucherung der Synovialis ist die Behandlung unwirksam.
- Bei sehr fortgeschrittener Gelenkzerstörung ist sie begrenzt wirksam.
- Das Verfahren ist mit einer wenn auch leichten Strahlenbelastung verbunden (bei der Radiosynoviorthese).
- Die Chemosynoviorthese ist oft schmerzhaft.

these erfolgt die einmalige Einspritzung einer radioaktiven Substanz, bei der die örtliche Gelenkreaktion wesentlich milder abläuft. Das Gelenk muss anschließend für 48 Stunden ruhig gestellt werden, damit der Wirkstoff nicht aus dem Gelenk abfließt. Bei den Gelenken der Beine muss Bettruhe gewährleistet sein. Bewegung der Beine, vor allem der Füße, ist jedoch erlaubt, ebenso der Gang zur Toilette. Der Wirkungseintritt kann mehrere Monate benötigen. Bei beiden Verfahren sind Nebenwirkungen selten, insbesondere sind es Infektionen, wie sie faktisch bei jeder Injektion auftreten können, glücklicherweise aber sehr selten sind, sowie Schäden durch Fehlplatzierung des Synoviorthesemittels. Gegenanzeige für die Radiosynoviorthese ist eine Schwangerschaft.

Operationen

Synovektomie

Hierbei handelt es sich um die operative Entfernung der entzündeten Gelenkinnenhaut mit ihrer Wucherung, um eine Gelenkzerstörung zu vermeiden. Von Frühsynovektomie spricht man, wenn Knorpel und Knochen noch unversehrt sind. Der Eingriff kann durch eine offene Operation oder an manchen Gelenken auch mit einem besonderen Arthroskop erfolgen.

Gegenanzeige für eine Synovektomie ist eine sehr fortgeschrittene Knochenzerstörung. Um eine Rezidivneigung weitmöglichst auszuschließen, sollte man in den meisten Fällen eine wirksame Basistherapie auch nach der Operation anstreben.

Bei der Tenosynovektomie wird in gleicher Weise das entzündete Gleitgewebe an Sehnenscheiden entfernt, um einer Zerstörung der Sehne vorzubeugen. Ein Sehnenriss muss sofort operativ behandelt werden.

Umstellungsosteotomie

Bei einer Achsabweichung oder einer fehlerhaften Gelenkstellung ist eine so genannte Umstellungsoperation angezeigt, um vorzeitigen Gelenkverschleiß (Arthrose) zu verhindern. Nicht jede Fehlstellung muss operiert werden. Wichtiger Grund sind starke Schmerzen.

Arthroplastik

Hierbei handelt es sich um eine „gelenkformende" Operation. Sie soll bei Arthrosen aufgeraute Knorpelbezirke glätten und Knochenzacken entfernen. Freigelegter Knochen, von dem der Knorpel schon abgerieben ist, kann dabei durch kleine Verletzungen mit einer Wundfläche versehen

Eine Umstellungsosteotomie wird am häufigsten im Knie- und Hüftgelenkbereich durchgeführt.

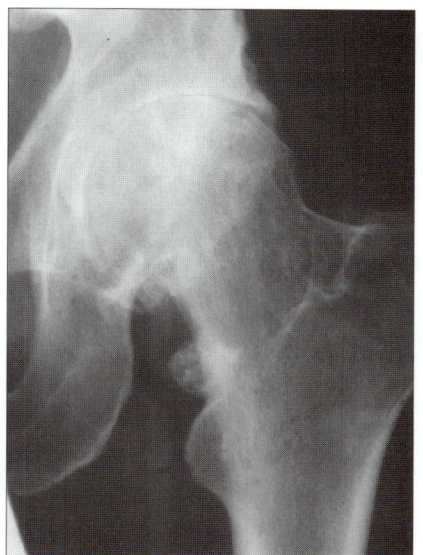 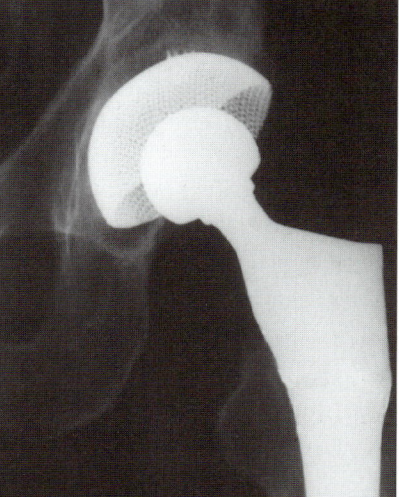

Hüftarthrose vor der Operation (Abb. links) und Hüfte nach der Operation mit Gelenkersatz (Abb. rechts).

werden, um die Bildung eines Knorpelersatzgewebes zu begünstigen.

Eine Resektionsarthroplastik wird oft bei chronischer Polyarthritis durchgeführt, um luxierte (ausgerenkte) Gelenke aus der Fehlstellung wieder in die richtige Ebene zu bringen. Betroffen sind häufig die Vorfüße, an denen die verlagerten Knochen an der Fußunterseite am Ansatz der Zehen tastbar sind. Hier werden die Mittelfußköpfchen entfernt.

Arthrodese

Die Arthrodese ist die operative Versteifung eines Gelenkes, die in Betracht kommt, wenn alle gelenkerhaltenden Operationen ausscheiden. Ziele der Arthrodese sind die Ausschaltung des Schmerzes, die Beseitigung der Gelenkinstabilität, die Durchführung einer notwendigen Knochenausräumung bei bakteriellen Infekten und die Korrektur einer massiven Gelenkfehlstellung.

Endoprothetischer Gelenkersatz

Kunstgelenke sind bei fortgeschrittenen Arthrosen oder Spätstadien entzündlich rheumatischer Erkrankungen angezeigt, wenn diese durch Synovektomie nicht mehr gelindert werden können. Hauptgrund für die Operation sind massive Schmerzen und eine stark eingeschränkte Beweglichkeit. Sie sollte möglichst erst im höheren Lebensalter durchgeführt werden, da ein Wechsel der Kunstgelenke immer komplizierter als die erste Endoprothese ist. Die Endoprothesen unterscheiden sich nach dem Umfang des Ersatzes (totaler oder teilweiser Gelenkersatz oder Gelenkflächenersatz). Weiterhin wird nach der Verankerung unterschieden, das

Inzwischen halten künstliche Hüft- und Kniegelenke über zwölf Jahre.

> **Häufige Operationen der Wirbelsäule**
>
> *Entlastende Operationen:*
> - *Bei Einengung des Wirbelkanals durch knöcherne Anbauten am Wirbelkörper (Spondylophyten)*
> - *Bei Bandscheibenvorfall*
>
> *Stabilisierung von Wirbelsäulenabschnitten:*
> - *Beim Wirbelgleiten*
> - *Bei Instabilität der Halswirbelsäulenabschnitte durch Entzündungsvorgänge an der Halswirbelsäule (chronische Polyarthritis)*
>
> *Stellungskorrektur an der Wirbelsäule:*
> - *Bei starker Verbiegung der Brustwirbelsäule durch schweren Morbus Bechterew*

heißt, ob die Prothese einzementiert ist oder mit ihrer genau angepassten, unregelmäßig konturierten Schaftoberfläche vom Knochen „umwachsen" werden kann.

Ein Problem des Kunstgelenkes ist die Gelenklockerung, die aufgrund einer Metallallergie, einer Schädigung durch den Knochenzement oder durch Materialermüdung des Zementes auftreten kann. Der Vorteil der einzementierten Prothese ist die schnelle Belastbarkeit, wogegen die zementfreie Prothese bis zu drei Monate entlastet werden muss, dafür aber im Durchschnitt etwas länger hält.

An möglichen Komplikationen bei der Operation sind Infektion, Knochenbruch während der Prothesenversorgung, der aber in gleicher Sitzung mitbehandelt wird, und eine bis heute nicht vorhersehbare Verkalkung der hüftnahen Weichteile zu nennen.

Aktive physikalische Therapien

Unter diesem Begriff werden die Krankengymnastik, die Ergotherapie und der Heilsport zusammengefasst. Eine Behandlung von Erkrankungen aus dem rheumatischen Formenkreis ohne diese Maßnahmen ist undenkbar. Daher steht diese Therapieform gleichberechtigt neben den medikamentösen Therapien, der operativen Behandlung und psychotherapeutischen Maßnahmen.

Krankengymnastik

Die Krankengymnastik (Physiotherapie) hat folgende Therapieziele:
▶ Die Behandlung zur Erhaltung und Verbesserung der Gelenkfunktion richtet sich sehr nach dem Krankheitsstadium. In der Akutphase der Gelenkerkrankung sind oft nur schmerzfreie und optimale Lagerungen möglich. Im nächsten Schritt können dann passive Bewegungsübungen und später vorsichtige aktive endgradige Bewegungsübungen zur Anwendung kommen. Je nach Funktionsstörung werden auch Behandlungen im Schlingentisch oder Gangschulung durchgeführt. Zwischendurch ist die Lockerung der verspannten Muskulatur immer wieder nötig. Dabei lassen sich auch Gelenkschul- und Gelenkschutz-Prinzipien vermitteln.
▶ Zur Erhaltung und Verbesserung der Muskelkraft sind isometrische Anspannungsübungen gegen einen festen Widerstand gut geeignet. Der Widerstand kann durch die Führung der Therapeuten erfol-

Muskelaufbau und Muskeldehnung stehen gerade für Wirbelsäulenleiden ganz im Vordergrund.

Voraussetzung für eine erfolgreiche medizinische Trainingstherapie sind erfahrene Therapeuten und Geräte, bei denen die Gewichtseinstellung sehr fein dosierbar ist.

gen oder auch durch den Widerstand des Wassers im Bewegungsbad. Im Wasser wird auch die teilweise Aufhebung der Schwerkraft genutzt. Das Training muss nach dem Einüben zu Hause täglich weitergeführt werden, um das gewünschte Ziel zu erreichen. Wie wir erst seit kurzem wissen, können auch sehr alte Menschen noch einen ordentlichen Zuwachs der Muskulatur erreichen. Ein zusätzliches Muskelaufbautraining mit Maschinen hat sich inzwischen auch im medizinisch-therapeutischen Bereich und bei Patienten mit entzündlich rheumatischen Erkrankungen bewährt.

▶ Durch Muskelschwäche kommt es immer auch zu einem Ungleichgewicht der Muskelkräfte mit gleichzeitiger Verkürzung anderer Muskelgruppen. Um das muskuläre Gleichgewicht wiederherzustellen, ist es daher notwendig, parallel zum Muskeltraining verkürzte Muskeln ausreichend und auch regelmäßig zu dehnen.

▶ Zum Dehnen der rückwärtigen Beinmuskulatur zum Beispiel wird die Ferse bei leicht gestrecktem Bein auf einen Hocker oder auf das Bett gesetzt. In aufrechter Haltung (mit Hohlkreuz) wird nun die Ferse für einige Sekunden nach unten ge-

drückt und dann das Kniegelenk für 20–30 Sekunden gestreckt gehalten. Der Dehnungsschmerz wird nun auf der Rückseite des Ober- und Unterschenkels gespürt.

▶ Je nach Alter und Erkrankung darf das Ausdauertraining nicht vergessen werden, das die Sauerstoffaufnahme der Arbeitsmuskulatur, aber auch des Herz-Kreislauf-Systems fördert. Die Herzfrequenz muss dabei für einige Minuten über 130 Schläge pro Minute ansteigen. Hier ist ganz besonders ein langsamer und vorsichtiger Beginn notwendig, damit es nicht zu einer anfänglichen Überlastung kommt.

So schonen Sie Ihre Knie

- *Regelmäßige Bewegung und Training der Beinmuskeln*
- *Optimierung des Körpergewichtes*
- *Entlastung der Kniegelenke*
- *Kein schweres Tragen über längere Strecken*
- *Langes Stehen vermeiden*
- *Schuhe mit flachen Absätzen und weichen Sohlen tragen*
- *Starke Kniebeugung vermeiden*
- *Bei Bedarf Gehstütze benutzen*

Nur durch regelmäßiges Ausdauertraining lässt sich eine Leistungssteigerung des Herzens erreichen.

> ### Sport ja, aber welche Sportart?
>
> **Ungeeignet:**
> - *Kampfsport*
> - *Schwerer Kraftsport*
> - *Sportarten mit hoher Verletzungsgefahr*
> - *Sportarten mit extremen Dauerleistungen*
>
> **Empfehlenswert:**
> - *Schwimmen, vor allem Rückenschwimmen*
> - *Wandern und Walking, auch Joggen auf weichem Boden*
> - *Skilanglauf*
> - *Radfahren in der Ebene*
> - *Tanzen*

Mit dem neudeutschen Begriff Walking ist sportliches Schnellgehen gemeint.

▶ Atemgymnastik führt zur Ausnutzung der vollen Lungenkapazität und zur Vermeidung von Fehlatmung. Hiervon wird besonders der Bechterew-Patient gut profitieren. Atemgymnastik sollte aber auch jeder Patient, der nur für einige Tage bettlägerig ist, durchführen.

▶ Physiotherapie ist zugleich auch geeignet, Schmerzen zu lindern, die Koordination zu fördern und die Durchblutung der Gewebe zu verbessern.

Sporttherapie

Sinnvolle Sportarten können ähnlich wie die Krankengymnastik die Muskelkraft, die Beweglichkeit, die Ausdauer und die Geschicklichkeit stärken und gleichzeitig auch positive psychische Auswirkungen haben. Die Sportart muss natürlich auf die Erkrankung abgestimmt werden und

unter anderem den Gelenkschutz und die individuelle Belastbarkeit berücksichtigen. Wenn sich die Rheuma-Erkrankung akut äußert oder verschlimmert, darf Sport nicht ausgeübt werden.

Skilanglauf zum Beispiel verbindet Atem- und Kreislauftraining mit Kräftigung der Arm-, Bein- und Rückenmuskulatur und fördert die Geschicklichkeit. Weiterhin trägt diese Sportart durch Bewegung in Winterluft zur Abhärtung bei. Das Skilanglaufen zeichnet sich durch harmonische Bewegungen aus und ist besonders auch für Bechterew-Kranke, aber auch für Patienten mit chronischer Polyarthritis (je nach Aktivität und Stadium) geeignet.

Manuelle Therapie

Die manuelle Therapie wird angewandt, um Schmerz und Muskelver-

Wichtig ist, dass vor der manuellen Therapie entzündliche Erkrankungen, schwere Osteoporose, Bandscheibenvorfälle und Tumoren ausgeschlossen werden.

Bei zu häufiger Anwendung von manueller Therapie im gleichen Gelenk besteht die Gefahr der Überbeweglichkeit.

Gelenkschutz bedeutet, vorgeschädigte oder noch gesunde Gelenke möglichst ökonomisch, also schonend, zu gebrauchen und Muskelkontrakturen zu verhindern.

spannung zu beseitigen, die durch blockierte Gelenke, insbesondere im Wirbelsäulenbereich, verursacht sind. Durch einen kräftigen Impuls (Manipulation) wird der Bewegungsspielraum in den gestörten Gelenken wiederhergestellt, was oft mit einem gut hörbaren Knacksen verbunden ist.

Die weichere Spielart der Manualtherapie ist die Mobilisation, die durch Zug- und Verschiebedruck der Gelenkanteile gegeneinander durchgeführt wird, um den natürlichen Gelenkspielraum wieder zu erreichen. Dieses Verfahren wird heute auch durch in dieser Technik ausgebildete Krankengymnasten durchgeführt.

Eine manuelle Therapie ist angezeigt bei Blockierung der Iliosakralgelenke, von der Halswirbelsäule ausgehendem Kopfschmerz, Schiefhals, akutem Rückenschmerz bei Blockierung von Rippen bzw. Wirbelgelenken und bei Periarthropathien.

Ergotherapie

Der Begriff Ergotherapie leitet sich aus dem griechischen „ergon" (Arbeit, Werk, Leistung, Tätigkeit) ab. Sie schlägt eine Brücke von der aktiven Bewegungstherapie zur funktionellen Therapie, das heißt zur Übung von Fertigkeiten, die im Alltag – im privaten Bereich oder Beruf – benötigt werden. Die Ergotherapie beinhaltet

unter anderem Selbsthilfe- und Haushaltstraining, klärt den Bedarf und das Einüben von Hilfsmitteln ab, erstellt statische und dynamische Handschienen, vermittelt Gelenkschutz.

Tipps zum Gelenkschutz
Grundregeln:
▶ Einförmige und einseitige Belastung vermeiden (gute Organisation der Arbeit!)
▶ Belastung und Gewicht verteilen
▶ Ruhepausen nicht vergessen
Gelenkschutz für die Hände:
▶ Gewaltsame Belastung schadet den Händen
▶ „Haltearbeit" auf ein Minimum reduzieren (Pausen einlegen!)
▶ Schmerz als Warnsignal respektieren
▶ Dünne und harte Griffe durch dicke und weiche Griffe (Moosgummischlauch) ersetzen
▶ Ergonomisch geformte Geräte benutzen
Konkrete Tipps
zum Gelenkschonen:
▶ Lesestativ entlastet die Hände
▶ Kugelschreiber verdicken oder weichen Filzstift verwenden
▶ Technische Hilfsmittel mit Hebelkraft verwenden, zum Beispiel am Wasserhahn, Türschloss
▶ Gewichte nah am Körper tragen

- Beim Liegen in Rückenlage: kleines Kissen, keine Knieunterlage; in Seitenlage: Kissen zwischen die Kniegelenke legen
- Arbeitsfläche und Sitz in optimaler Höhe einstellen
- Gehhilfen mit anatomischem Handgriff verwenden
- Stabilisierende Handgelenkmanschette bei unumgänglichen belastenden Arbeiten tragen

Passive Therapien

Kältetherapie

Kälte wird von alters her bei Schmerzen und überwärmenden (entzündlichen) Erkrankungen angewandt. Fast instinktiv führen wir einen kühlen Gegenstand gegen die schmerzende Stirn.

Bei der Kältetherapie unterscheidet man zwischen örtlicher Kältetherapie (Kryotherapie), Ganzkörper-Kältetherapie und Kaltwassertherapie. Lokal kühlend wirken Kühlgel-Packungen, zerkleinertes Eis in Kunststoffbeuteln, Kältespray, Kaltluft oder tiefgekühlte Gase oder ein Eisstück (Eislolly). Diese Therapie eignet sich für alle örtlichen Entzündungen, akute weichteilrheumatische Beschwerdebilder, Verletzungen, Muskelverspannungen.

Noch intensiver wirkt die Ganzkörper-Kältebehandlung, bei der der gesamte Körper extremer Kälte ausgesetzt wird. Hierdurch erfolgt eine Blockierung von Schmerzsensoren, die zu einer raschen Schmerzdämpfung führt. Die Folge ist auch eine bessere Beweglichkeit, die Stunden und nach mehrfacher Anwendung auch über längere Zeit anhalten kann. Die Ganzkörper-Kältetherapie ist besonders gut für entzündliche Gelenkerkrankungen in aktiven Stadien geeignet, teilweise profitieren sehr gut auch Patienten mit Morbus Bechterew und mit Fibromyalgie. Auch hoch schmerzhafte Wirbelsäulenerkrankungen zeigen teilweise gute und schnelle Wirkeffekte.

Die Kaltwassertherapie erfolgt als Teil- oder Ganzabreibung oder als Kneipp-Anwendungen mittels kalter Güsse oder Wassertreten.

Diese Therapie dient vor allem der Reizbehandlung bei niedrigem Blutdruck, vegetativen Störungen, Erschöpfungszuständen und Schlaflosigkeit.

Wärmeanwendungen

Medizinische Anwendung von Wärme erzeugt örtlich verstärkte Durchblutung und wirkt über segmentale Hautbezirke auch auf innere Organe. Gleichzeitig senkt die Wärme auch

Gegenanzeigen der Kältebehandlung sind Raynaud-Syndrom, Vaskulitis, Kälteempfindlichkeit, schlecht eingestellte Blutdruckerkrankung sowie Nieren- oder Blasenleiden.

Neuere Untersuchungen konnten Veränderungen in Immunzellen der Haut durch Wärmebehandlung sowie einen schmerzlindernden Effekt im ganzen Körper nachweisen.

Wärmetherapie sollte nicht bei schweren Herz-Kreislauf-Erkrankungen und akuten Entzündungen jeder Art sowie Erkrankungen mit Blutungsneigung eingesetzt werden.

die Verspannung von Muskulatur. Der Stoffwechsel wird angeregt.

Wärmetherapie wird örtlich in Form von heißen Umschlägen oder Heusäcken und als Packungen mit Moor, Fango und Paraffingemischen angewendet. Wärme kann auch mittels Rotlicht, Heißluft oder Hochfrequenztherapie an den Körper gebracht werden.

Eine Ganzkörper-Wärmeanwendung erfolgt durch Bäder, die in Form von Sole-, Schwefel-, Moor- und anderen Bädern neben den Wärmeeffekten auch weitere Wirkungen durch die Inhaltsstoffe haben. So wird zum Beispiel durch Schwefelbäder Schwefelwasserstoff an die Haut geführt. Die vermehrte Erweiterung der Hautgefäße ist durch eine deutlich sichtbare Rötung erkennbar.

Wärmeanwendungen sind vor allem für degenerative und weichteilrheumatische Erkrankungen sowie den Morbus Bechterew ohne Gelenkbeteiligung und die chronische Polyarthritis und verwandte Erkrankungen im inaktiven Stadium geeignet. Weiterhin sprechen lokale und radikuläre Wirbelsäulensyndrome und Erkrankungen mit Muskelverspannungen und Kontrakturen gut auf die Behandlung an. Speziell von den Schwefelbädern profitiert auch die Schuppenflechte der Haut.

Elektrotherapie

Die Elektrotherapie wird mit unterschiedlichen Stromformen und Frequenzen durchgeführt. Die Galvanisation, die Behandlung mit konstant fließendem Gleichstrom, hat schmerzlindernde Effekte und führt gleichzeitig zu einer Durchblutungssteigerung. Diese Therapieform wird auch im Stangerbad, einem Vollbad mit gleichzeitiger Elektrotherapie mittels mehrerer verstellbarer Elektroden, durchgeführt.

Auch bei der Iontophorese wird Gleichstrom angewandt, der entsprechend der Polung die Ionen von bestimmten Medikamenten verstärkt in den Organismus einschleusen kann.

Gegenanzeigen für Elektrotherapieverfahren sind akute Entzündungen oder Hautdefekte im Behandlungsgebiet, metallische Fremdkörper (Implantate) im Behandlungsgebiet, Herzschrittmacher und Sensibilitätsstörungen.

Reizstromtherapie

Niederfrequente Wechselströme, die in rhythmischem Wechsel unterbrochen werden, werden unter dem Begriff diadynamische Ströme zusammengefasst. Ähnlich wirkt das Interferenzstromverfahren nach Nemec.

Die transkutane elektrische Nervenstimulation (TENS) dient speziell der Schmerztherapie. Durch elektrische Stimulation soll verhindert werden, dass Nervenschmerzimpulse an das zentrale Nervensystem weitergegeben werden. Die Geräte sind tragbar, sodass die Nervenstimulation bei Bedarf mehrfach am Tag erfolgen kann. Für einen nachhaltigen Therapieeffekt ist eine Mindestbehandlung von vier bis fünf Wochen notwendig.

Hochfrequenztherapie
Die Hochfrequenztherapie verwendet Wechselströme mit mindestens einer Million Schwingungen pro Sekunde. Sie erfolgt als Kurzwellentherapie, Ultrakurzwellentherapie oder Mikrowellentherapie. Alle Hochfrequenztherapien bewirken eine Erwärmung der Muskulatur.

Ultraschalltherapie
Lokale Schmerz- und Reizzustände werden häufig mit Ultraschall behandelt, der ebenfalls Wärmewirkung auf die behandelten und relativ oberflächlich liegenden Gewebe hat.

Massage
Die unterschiedlichen Arten der Massagen werden von den meisten Erkrankten als sehr angenehm empfunden. Den optimalen und lang wirksamen Effekt haben sie jedoch nur in Verbindung mit aktiven Therapie-

maßnahmen und gegebenenfalls medikamentöser Therapie, die die zugrunde liegenden Störungen, zum Beispiel Muskelschwäche oder entzündliche Vorgänge, beeinflussen.

Örtliche Effekte der Massage sind das Lösen und Dehnen von Verhärtungen, die Entstauung des Gewebes und die Steigerung der Durchblutung.

Die **klassische Massage** lockert und entspannt die verhärtete Muskulatur durch spezielle Massagegriffe.

Die **Bindegewebsmassage** behandelt nicht in erster Linie die Muskulatur, sondern Reflexzonen im Bindegewebe (Dermatome). In den verschiedenen Gewebeschichten (Haut, Unterhaut, Faszie) werden Verquellungen aufgespürt und durch Dehnung und Lockerung gelöst.

Die **Unterwasserdruckstrahlmassage** wird in der Wanne beziehungsweise im Behandlungsbecken durchgeführt und ist vor allem zur Auflockerung großer Muskelgruppen geeignet sowie bei sehr beleibten Patienten und stark ausgeprägter Rückenbehaarung. Wegen der deutlichen Kreislaufbelastung ist diese Methode für Patienten mit Herzschwäche nicht geeignet.

Die **manuelle Lymphdrainage** eignet sich bei diffusen Wassereinlagerungen, die zum Beispiel nach Ge-

Zu den Massagetechniken gehören Streichungen, Reibungen, Knetungen, Klopfungen, Vibrationen und Hautverschiebungen.

Lange Zeit fand die Versorgung zumindest der Patienten mit entzündlich rheumatischen Erkrankungen und auch die Ausbildung der Rheumatologen überwiegend an Kliniken in Heilbädern statt.

lenkoperationen, aber auch im Verlauf unterschiedlicher Erkrankungen auftreten können. Die zeitaufwendige Therapie arbeitet mit vorsichtigen Streichungen in Form von Pump- und Sauggriffen, um den Lymphstrom nach zentral in Gang zu setzen.

Bädertherapie (Balneotherapie)

Hierunter versteht man die Anwendung von Heilmitteln, die spezifisch für das jeweilige Heilbad sind, insbesondere Moor, Schlamm, Heilquellen, Klimaeffekte. Für Jahrhunderte, ja Jahrtausende gehörten diese natürlichen Heilmittel zu den wenigen Therapeutika, die es für rheumatische Erkrankungen im weitesten Sinn gab. In den Heilbädern hat sich teilweise mehr als an den Universitäten für lange Zeit die Rheumatologie entwickelt, hier sind viele Rheumakliniken entstanden.

Neben den Mineralbädern, Moorbädern und Packungen (Wärmebehandlung) hat in den Heilbädern und Kurorten auch die aktive physikalische Therapie, insbesondere die Krankengymnastik ihren Einzug gehalten, sodass diese Orte heute in Form von ambulanten Therapieeinrichtungen und Rehabilitationskliniken zusammen mit Badeärzten und rheumatologischen und orthopädischen Fach-

ärzten die volle Palette der Therapiemöglichkeiten für Erkrankungen der Bewegungsorgane anbieten.

Die Einrichtungen waren von alters her darauf bedacht, auch ganzheitlich zu behandeln, das heißt, Information, Gesundheitserziehung, Diät, künstlerische Therapie, psychologische Therapieangebote sowie Musik und Möglichkeiten der Entspannung mit einzubeziehen. Die balneologische Therapie war zudem naturheilkundlich ausgerichtet, da sie mit natürlichen Heilmitteln, mit klimatischen Reizen, Heilwässern und Diät, Bewegungstherapie und Wärme auf die Erkrankung einwirkte.

Psychologische Therapieformen

Wenn der Körper leidet, ist auch die Seele in Mitleidenschaft gezogen. Das gilt für rheumatische Erkrankungen nicht weniger als für andere Leiden. Körper und Seele sind in engem Kontakt verbunden.

Die Diagnosestellung einer Erkrankung ruft zunächst einmal Sorgen und Ängste hervor, die häufig bewirken, dass die Krankheit zunächst einmal verdrängt wird. Sie treten aber auch im weiteren Verlauf auf, wenn erkennbar wird, dass der Betroffene auf längere Zeit mit Beeinträchtigungen des täglichen Lebens und mit Schwierigkeiten beim Verrichten der beruflichen Aufgaben zu kämpfen hat. Hier darf nicht der soziale Rückzug die Lösung sein.

Es gibt aber auch den umgekehrten Weg, dass Schicksalsschläge, seelische Belastungen oder schwere Kränkungen zu gesundheitlichen Problemen führen. Das Magengeschwür durch ständigen Ärger ist bekannt. In gleicher Weise können sich aufgrund „angespannter" Lebenslagen Rückenbeschwerden oder Muskelschmerzen ausbilden. Dies ist auch schon seit Jahrhunderten bekannt; denn nicht umsonst spricht der Volksmund davon, dass jemand gramgebeugt geht oder dass einem Menschen das Rückgrat gebrochen ist. In solchen Fällen muss den Betroffenen „der Rücken gestärkt" werden, und zwar im doppelten Sinn.

Eine weitere Möglichkeit ist das zusätzliche Gespräch mit einem psychotherapeutisch ausgebildeten Arzt oder einer entsprechend weitergebildeten Psychologin. So können scheinbar unlösbare Konflikte, aber auch Schuldgefühle innerhalb der Familie oder mangelndes Selbstwertgefühl im therapeutischen Gespräch bearbeitet und zu einer Lösung geführt werden.

Nur wer sich selbst vertraut, kann auch seine Empfindungen und seine Körpersignale „wahr"nehmen. So wird es leichter fallen, sich als Gegenpol zu der Aktivität auch die notwendige Ruhepause zu gönnen und Genuss zu erlauben. Auch hier ist es wichtig, die Ziele nicht zu hoch zu hängen, sondern Schritt für Schritt in die richtige Richtung zu gehen.

Vielfältige Entspannungsmethoden

Hilfreich sind auch Entspannungsverfahren, die in unterschiedlicher Art existieren. Am bekanntesten sind das autogene Training, die progressive Muskelentspannung nach Jacobsen und Yoga. Bei den geistig-meditativen Verfahren steht die Bewusstseinserweiterung im Vordergrund und die Entspannung ist eher ein erwünschter Nebeneffekt.

Beim Yoga, das in Indien seit Jahrtausenden praktiziert wird, werden von einer Ausgangsposition unterschiedliche Körperhaltungen eingenommen und gehalten. Das Halten erfordert ein hohes Maß an Körperbeherrschung und soll zu einem harmonischen Zusammenspiel körperlicher, seelischer und geistiger Energien führen.

Das autogene Training wurde von dem Berliner Psychiater Schultz in der ersten Hälfte dieses Jahrhunderts entwickelt. Ziel war die Regulation von

Für den Patienten ist es äußerst wichtig, seine Probleme und Sorgen im Rahmen einer vertrauensvollen Patienten-Arzt-Beziehung bereden zu können.

Die progressive Muskelrelaxation wurde von Jacobsen Ende der ersten Hälfte dieses Jahrhunderts in den USA entwickelt.

Da sie schnell und relativ einfach zu erlernen ist, ist die progressive Muskelrelaxation für Patienten mit Erkrankungen der Bewegungsorgane sehr gut geeignet.

Die psychologische Hilfe umfasst auch Schmerzbewältigungsverfahren, Verfahren der Krankheitsbewältigung, Patientenschulung und Familienberatung.

Körpersystemen zur Vorbeugung gegen Erkrankungen, aber auch zur Krankheits- und Stressbewältigung. Hierbei wird durch Autosuggestion (Selbstbeeinflussung) Einfluss auf Körperfunktionen wie den Spannungszustand der Gefäße und die Atmung genommen. Das Verfahren ist verbreitet und hat auch wissenschaftlich breite Anerkennung gefunden.

Bei der progressiven Muskelrelaxation handelt es sich um ein aktives Verfahren, bei dem durch Anspannung bestimmter Muskeln und folgende Entspannung eine Regulation der Körpersysteme erreicht wird. Zudem wird die Körperwahrnehmung deutlich gesteigert. Jacobsen ging davon aus, dass Stresssituationen Teil des Lebens sind, dass sie gesund und lebensnotwendig sind. Wichtig ist, dass als Gegenregulation immer Entspannung folgt. Solange Stresssituationen und Entspannungsphasen im Gleichgewicht stehen, befindet sich auch der Mensch im seelischen Gleichgewicht.

Ein weiteres und imaginatives (bildhaftes) Entspannungsverfahren ist die „Reise durch den Körper". Hier werden die Patienten angeleitet, in Gedanken durch den Körper zu wandern und sich dabei schrittweise in Muskelgruppen einzufühlen. Die Reise beginnt in der Regel am Scheitel

und führt über Hinterkopf und Nacken in die Arme. Der weitere Weg führt über den Rücken in die Beine und kehrt über Bauch- und Brustorgane zum Kopf zurück. Der Vorteil ist, dass der Übungsablauf leicht zu behalten ist. In der Imagination kann man auch in Bildern und Gedanken eine Wanderung von der frisch sprudelnden Quelle, entlang an Bach und Fluss bis hinab zum Meer machen. Dabei können heiße Gelenke gedanklich im frischen Wasser oder mit Schnee gekühlt oder Arthrosen und verspannte Muskeln angenehm im heißen Sand oder unter Thermalwasser überwärmt werden.

Rehabilitation

Laut Gesetz ist Ziel der Rehabilitation „körperlich, geistig oder seelisch Behinderte möglichst auf Dauer in Arbeit, Beruf und Gesellschaft einzugliedern, wobei bereits Behinderte denjenigen gleichgesetzt werden, denen eine Behinderung droht". Unterschieden werden Leistungen zur medizinischen, sozialen und beruflichen Rehabilitation.

Medizinische Rehabilitation

Eine sehr bewährte Form, Patienten mit deutlichen Funktionsstörungen der Bewegungsorgane intensiv, ganzheitlich und gezielt zu behandeln, ist die stationäre oder teilstationäre Rehabilitation. Lokalisierte Funktionsstörungen, zum Beispiel an der Schulter, können gerade in Ballungsgebieten meist gut und wohnortnah teilstationär behandelt werden, wobei der Patient nach mehreren Stunden Aufenthalt in einem ärztlich überwachten Therapiezentrum anschließend wieder nach Hause zurückkehrt. Ein Aufenthalt in einer Rehabilitations- oder Fachklinik ist hingegen bei aktiven und schweren Krankheitsverläufen und bei neu diagnostizierten, stationär therapiebedürftigen Erkrankungen sinnvoll. Das Gleiche gilt zum Beispiel bei schweren Arthrosen der unteren Extremitäten, um den Zeitpunkt einer Operation weiter hinauszuschieben.

Neben der regulären Rehabilitationsmaßnahme durch die Rentenversicherung oder die Krankenkasse gibt es noch die so genannte Anschlussheilbehandlung, die im Anschluss an einen Akutkrankenhausaufenthalt stattfinden kann, allerdings nur bei bestimmten Erkrankungen bzw. rheumachirurgischen Eingriffen.

Bevor eine stationäre oder teilstationäre Rehabilitationsmaßnahme genehmigt wird, muss der Hausarzt in einem kurzen Attest bescheinigen,

Elemente der medizinischen Rehabilitation

- *Diagnostik mit ergänzenden Untersuchungen zur Einordnung und zum Ausmaß der Erkrankung*
- *Festlegung der Rehabilitationsziele in Absprache mit dem Patienten*
- *Gezielte und umfassende physiotherapeutische und physikalische Therapiemaßnahmen mit Muskelaufbautraining und -funktionstraining*
- *Intensive Information des Patienten über seine Erkrankung, wenn möglich Patientenschulung*
- *Medikamentöses Behandlungskonzept*
- *Psychosoziale Beratung, Muskelentspannungstraining, bei Bedarf Einzelgespräche*
- *Sozialmedizinische Beurteilung, bei Bedarf Empfehlung berufsfördernder Maßnahmen*
- *Ausführlicher Rehabilitationsbericht mit Nachsorgeplanung, Verweis auf Selbsthilfegruppen*

welche Krankheiten und welches Aktivitäts- und Krankheitsstadium vorliegt. Zudem müssen die physikalischen und medikamentösen ambulanten Therapiemaßnahmen ausgeschöpft sein. Besondere Dringlichkeit ist gegeben, wenn wiederholte oder längere Arbeitsunfähigkeit besteht, besondere Begleiterkrankungen vorliegen und die Erkrankung mit deutlicher Erschöpfung verbunden ist. Zusätzlich muss das rheumatische Leiden Aussicht auf Besserung bieten.

In der Regel soll der Abstand zwischen zwei Rehabilitationsleistungen

Die Entscheidung für eine teilstationäre oder stationäre Therapie hängt von der Nähe einer indikationsgerechten teilstationären Rehabilitationseinrichtung und vom Gesundheitszustand ab.

Stationäre oder teilstationäre Rehabilitation?		
Kriterien	*stationär*	*teilstationär*
Facharzt und Rehabilitationsteam sind mit der Erkrankung vertraut	x	x
Alle Therapieleistungen unter einem Dach	x	x
Diagnostik möglich	x	x
Pflegerische Betreuung notwendig	x	
Schlechter Allgemeinzustand	x	
Belastende Alltagssituation	x	
Entlastung von Alltagsarbeit notwendig	x	
Mobilität für tägliche Fahrten gegeben		x
Unabkömmlichkeit von Wohnort		x
Fahrzeit unter einer Stunde		x

vier Jahre betragen, jedoch kann die folgende früher stattfinden, wenn dies „aus gesundheitlichen Gründen dringend erforderlich" ist.

Hilfsmittel

Zu den Hilfsmitteln im weiten Sinn zählen schuhorthopädische und orthetische Stützen, die von Einlagen und Schuhzurichtungen über orthopädische Maßschuhe bis zum Korsett nach Wirbelsäulenbruch oder Rollator (fahrbare Gehstütze) und Rollstuhl reichen. Weiterhin gehören dazu Lagerungs- und Arbeitsschienen (für die Rhizarthrose) und der Stützkragen. Eine andere Gruppe umfasst funktionelle Hilfsmittel, die beim Be-

Die Suche nach einer Rheumadiät ist fast so alt wie die Geschichte der Rheuma-Erkrankungen.

kleiden (Strumpfanzieher), bei den Mahlzeiten (angepasstes Besteck) und dem Haushalt (Greifzange) nützlich sind (siehe auch Ergotherapie).

Ernährung

Die Gicht wurde schon im klassischen Griechenland als erste Erkrankung von den übrigen Beschwerdebildern am Bewegungsapparat abgetrennt. Und ihr als Stoffwechselerkrankung ist es sicher zu verdanken, dass der Ernährung bei Rheuma-Betroffenen im weitesten Sinn bis heute eine hohe Bedeutung zugemessen wird. Bei Harnsäureerhöhung oder Gicht ist Zurückhaltung bei der Purin-

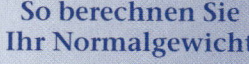

zufuhr in Form von Fleisch und gewissen Gemüsesorten notwendig.

Auch die Osteoporose ist im Grunde genommen eine Stoffwechselerkrankung, bei der die Knochenmasse und die Knochensalze übermäßig abgebaut werden. Auch durch die Ernährung kann die Kalziumzufuhr erhöht, die Aufnahme in den Körper und der Einbau in den Knochen intensiviert werden. Außer durch die erhöhte Zufuhr von Kalziumsalzen geschieht dies durch Vitamin D und Fluor.

Bezüglich der entzündlich rheumatischen Erkrankungen weiß man heute, dass durch verringerte Zufuhr von Arachidonsäure, die für die Bildung von Entzündungsübertragungsstoffen wichtig ist, die rheumatische Entzündung gemindert werden kann. Diese Wirkung tritt natürlich auch beim Fasten ein, nimmt jedoch

> ### So berechnen Sie Ihr Normalgewicht
>
> *Das Normalgewicht ergibt sich aus der Formel:*
> *Körpergröße in Zentimetern minus 100.*
> ***Beispiel:*** *160 – 100 = 60 kg*
> *Eine Schwankung von 10 % nach oben und unten ist akzeptabel.*

nach Nahrungsaufnahme wieder ab. Der Effekt beruht außer auf der verminderten Zufuhr von Arachidonsäure auch auf Eiweißmangel, der die Immunreaktion bremst. Fettsäuren des Fischöls hemmen ebenfalls den Aufbau von Entzündungsüberträgern. Für eine gute Wirkung müsste man jedoch über einen Liter Fischöl pro Tag zu sich nehmen. Im praktischen Alltag

Bei gestörten Darmfunktionen können auch Nahrungsmittelallergien rheumatische Beschwerden verursachen.

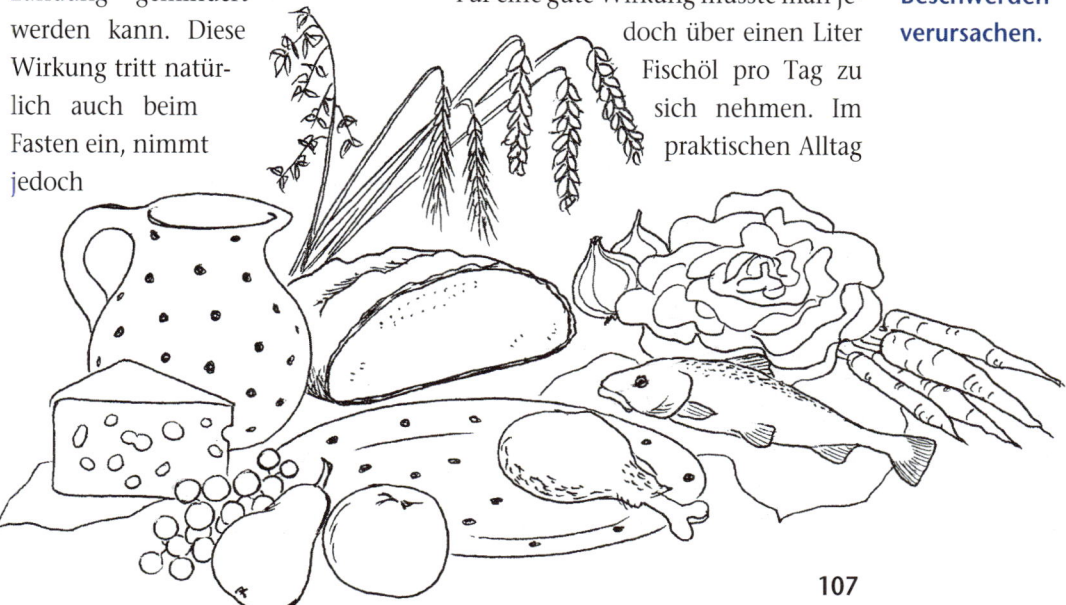

Ernährungsempfehlung bei rheumatischen Erkrankungen

- *Bevorzugen Sie Vollkornprodukte, Gemüse und Obst.*
- *Nehmen Sie täglich Milch oder Milchprodukte zu sich.*
- *Fleischgerichte sollen nur zweimal pro Woche auf dem Speiseplan stehen.*
- *Essen Sie dafür zwei Fischmahlzeiten pro Woche.*
- *Reduzieren Sie tierische Fette.*
- *Verwenden Sie stattdessen pflanzliche Öle.*
- *Reduzieren Sie den Konsum von Zucker und Genussmitteln.*
- *Bauen Sie Übergewicht langsam ab.*
- *Vermeiden Sie einseitige und extreme Diäten.*

Vorsicht bei einer streng vegetarischen Kost. Sie birgt das Risiko zu geringer Zufuhr von Kalzium, Eisen und teilweise auch Eiweiß.

kann ein leichter Effekt über die beschriebenen Mechanismen durch Einschränkung bei den Fleischmahlzeiten und Anreicherung des Speiseplans durch zwei Seefischmahlzeiten pro Woche erreicht werden.

Vermutlich ist bei den entzündlichen Erkrankungen auch die normale Zufuhr von Vitamin E und C im Vergleich zu gesunden Menschen zu gering, sodass eine Erhöhung hier möglicherweise positiv auf die Erkrankung wirkt. Diese Effekte sind jedoch nicht so groß, als dass sich die Betroffenen erlauben dürften, eine Basistherapie zu reduzieren! Die begleitende Therapie mit Schmerzmitteln oder

nicht steroidalen Antirheumatika kann dagegen, wenn es möglich wird, reduziert werden.

Gestörte Darmfunktionen sind bei mehreren entzündlich rheumatischen Erkrankungen eng mit der Krankheitsentstehung verbunden und vielleicht auch dafür verantwortlich, dass die Krankheiten chronisch werden. Der Darm stellt eine sehr wichtige Schranke gegenüber Fremdeiweißen dar. Wird diese Schranke zum Beispiel bei Darminfekten undicht, treten häufig Gelenkentzündungen auf. Für alle rheumatischen Erkrankungen macht hingegen die dauerhafte Umstellung auf eine ausgewogene und gesunde Kost, wie sie zum Beispiel die Vollwerternährung darstellt, Sinn. In ihrer kalorienreduzierten Variante kann diese Ernährung auch bei Übergewicht eingesetzt werden. Sie hat ihren Schwerpunkt auf pflanzlicher Ernährung, wobei der Anteil an Fleisch, Wurst und Eiern deutlich reduziert ist. Die Kost sollte jedoch nicht so weit eingeschränkt oder einseitig ausgerichtet werden, dass Mangelerscheinungen oder gar Unterernährung auftreten.

Menschen, die zu Übergewicht neigen, fällt es mit dieser Kost leichter, abzunehmen und das erreichte Gewicht zu halten. Da Übergewicht sowohl die Gelenke als auch die Wirbelsäule zusätzlich belastet und teilweise ins Hohlkreuz zwingt, ist in diesem Fall die Gewichtsreduzierung bei Rheumatikern natürlich eine sinnvolle Therapie.

Die günstige Wirkung auf Herz und Gefäße ist ein weiteres Argument für eine fettreduzierte Kost, die das Gewicht im Normbereich hält. Sie ist auch ärmer an Kochsalz und damit an Natrium. In unserer allgemein zu natriumreichen Ernährung wird nicht nur der Bluthochdruck begünstigt, sondern auch die Neigung zur Wassereinlagerung. Eine Vollwerternährung ist zudem reich an Ballaststoffen. Diese spielen für die Gesundheit des Darmes eine sehr wichtige Rolle. Als Füllstoff regulieren sie seine Tätigkeit, begünstigen den Stoffwechsel und verhindern vor allem die Verstopfung. Dies ist ein weiterer wichtiger Ansatz, da ein nicht unerheblicher Anteil der Bevölkerung zum Stuhlgang nur noch durch Medikamente – wobei auch die pflanzlichen Arzneistoffe erhebliche unerwünschte Wirkung haben – fähig ist.

Komplementäre Therapien

Komplementäre Therapien, Naturheilverfahren, „außerschulische" Verfahren, paramedizinische Methoden und viele andere Namen existieren für Heilmethoden, die wissenschaftlich nicht anerkannt sind und auch nicht, nur teilweise oder nur in Ausnahmesituationen von den Krankenkassen erstattet werden.

Die Diskussion um „alternative Therapien" ist für Befürworter und Ablehner gleichermaßen schwierig und oft unergiebig. Schulmedizinische und außerschulische Ansätze sind nicht unbedingt Gegensätze, die Übergänge oft fließend. Letztendlich gilt die alte Spruchweisheit: Wer heilt, hat Recht.

Die wissenschaftliche (Schul)medizin fordert von einer empfehlenswerten Therapie, dass diese unabhängig vom Therapeuten, vom Ort und vom Zeitpunkt ihre Wirksamkeit beweisen kann. Die Wirkung muss deutlich über dem durchschnittlichen Effekt einer Scheintherapie (Placebo) liegen. Weiterhin muss auch je nach Gefährlichkeit der Erkrankung der Nutzen das Risiko deutlich übersteigen.

Akupunktur

Die verbreitetsten Richtungen der Akupunktur sind die klassische oder Körper-Akupunktur, die sich über einen Zeitraum von mehr als 1000 Jahren in China entwickelt hat. Die auf den „Meridianen" liegenden Punkte haben mit Therapiepunkten aus vie-

Bei der komplementären Therapie darf bei aktiv fortschreitendem entzündlichem Rheuma eine Basistherapie keinesfalls abgesetzt oder in ihrem Beginn verzögert werden.

Die Akupunktur ist vermutlich die älteste und am weitesten verbreitete Heilmethode der Welt.

Akupressur kann auch zur Selbsthilfe durchgeführt werden.

len anderen medizinischen Kulturen, auch der abendländischen, zahlreiche Gemeinsamkeiten. Die Ohrakupunktur ist von Europa aus in den letzten Jahrzehnten nach China gekommen. In Form eines auf den Kopf gestellten Embryos werden in der Ohrmuschel die Körperregionen abgebildet. Bei beiden Methoden werden nicht nur organbezogene Punkte genadelt, sondern auch Punkte, über die das Allgemeinbefinden und seelische Störungen beeinflussbar sind.

Die Akupressur ist die „kleine Schwester" der Akupunktur. Hier werden die Akupunkturpunkte durch Massage stimuliert.

Reflexzonenmassage

In Asien wird die Fußmassage seit vielen Jahrhunderten als Therapie angewendet und ist seit einigen Jahrzehnten auch bei uns zu Ansehen gekommen. Das Wirkprinzip geht davon aus, dass jeder Körperteil und jedes Organ an einem oder beiden Füßen einen Bezugspunkt hat. Über das vegetative Nervensystem und bioenergetische Ströme kann durch Massage einer bestimmten Stelle am Fuß und in gleicher Weise an der Hand das Bezugsorgan positiv beeinflusst werden.

Ein großer Vorzug dieser Methode ist, dass sie sich zur Eigenbehandlung eignet.

Übersicht über alternative Therapieverfahren	
Anerkannte Naturheilverfahren:	*Bewegungstherapie, Wärmeanwendung, Wassertherapie, Balneologie, Massage, Chirotherapie*
Wissenschaftlich teilweise anerkannte Therapien:	*Akupunktur, Phytotherapie*
Vom Gesetzgeber akzeptierte, von der Wissenschaft nicht anerkannte Verfahren:	*Antroposophische Heilbehandlung, Homöopathie*
Wissenschaftlich nicht anerkannte Therapien:	*Magnetfeldtherapie, Elektroakupunktur, Ozontherapie, Bioresonanzverfahren, Sauerstofftherapie*
Paramedizinische Methoden:	*Irisdiagnostik, Astromedizin, Magnettherapie, Pendeln, Wünschelrute*

Homöopathie

Die Homöopathie basiert auf der Ähnlichkeitsregel von Hahnemann. Entsprechend seinem Dogma wird eine Krankheit mit Substanzen behandelt, die eine ähnliche Erkrankung auslösen können. Die Behandlung erfolgt allerdings mit extremen Verdünnungen der Substanz in Form von Tropfen oder Kügelchen.

Phytotherapie

Die Phytotherapie (Behandlung mit Pflanzen) war in den vergangenen Jahrhunderten die einzige Möglichkeit der medikamentösen Therapie. Wie sorgsam sie gepflegt wurde, darüber gibt uns heute noch mancher in seiner schon in der äußeren Symmetrie beeindruckende Klostergarten Aufschluss.

An dieser Stelle sollen nur beispielhaft einige für rheumatische Erkrankungen brauchbare Heilpflanzen erwähnt werden.

Kolchizin ist ein Gichtmittel, das schon im Altertum zur Anwendung kam. Es stammt ursprünglich aus dem Gift der Herbstzeitlosen. Die Wirkung beruht auf einer Hemmung der Fressaktivität der weißen Blutkörperchen im Gelenk. Kolchizin ist nur für den akuten Gichtanfall, nicht für andere rheumatische Erkrankungen geeignet. An Nebenwirkungen können Übelkeit, bei höherer Dosierung Durchfälle und bei längerer Einnahme auch Blutbildveränderungen auftreten.

Bei einigen Pflanzenpräparaten konnte auch ein entzündungshemmender Effekt im Labor und im medikamentösen Einsatz nachgewiesen werden. Hierzu gehören Zitterpappel, Goldrutenkraut und Eschenrinde (Phytodolor®), Teufelskralle (Dolo-Arthrodynat®), indischer Weihrauch (H15®, Sallaki®) und Johanniskraut-Präparate bei leichter depressiver Symptomatik.

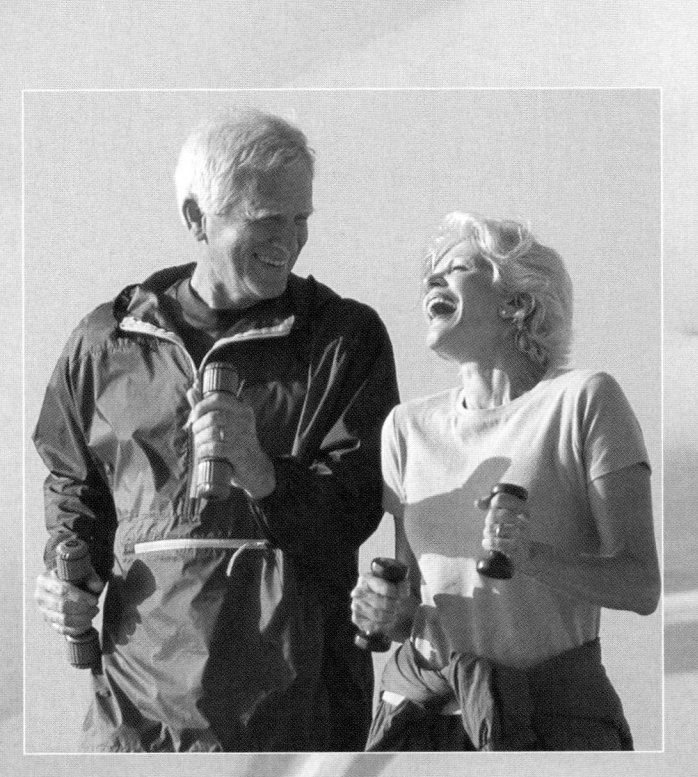

Weitere Hilfen

Das Rheumanetz

In den vergangenen Jahren haben sich in Deutschland – anfangs unterstützt vom Bundesministerium für Gesundheit – regionale Rheumazentren gebildet, die sich intensiv um eine Verbesserung der Versorgung von Rheumakranken und eine Früherkennung rheumatischer Erkrankungen bemühen. Heute sind die Rheumazentren meist eingetragene Vereine, die sich durch Mitgliedsbeiträge und Spenden finanzieren.

Sie bestehen meist aus den Mitgliedern von Fachabteilungen einer Universität, Mitgliedern aus Krankenhäusern und Rehabilitätskliniken der Region und niedergelassenen internistischen und orthopädischen Rheumatologen. In den Zentren sind weiterhin Therapeuten aller Fachrichtungen, insbesondere Physiotherapeuten, Ergotherapeuten und Psychologen angesiedelt, teilweise auch Forschungsinstitute.

In der Rheumadokumentation wurde erstmals ein flächendeckender Überblick über die Versorgung Rheumakranker erreicht. Die Rheumaforschung bekam neue Impulse, Leitlinien zur Therapie und Diagnostik wurden erstellt. Ziel ist die umfassende, wohnortnahe Langzeitversorgung. Weiterhin initiieren die Zentren Fortbildungen für Ärzte, Therapeuten und Patienten. Meistens wird jährlich ein großes Symposion durchgeführt.

Inzwischen wurden neue Rheumapässe entwickelt, in denen außer den verschiedenen medikamentösen und operativen Therapien auch Röntgen- und Labordaten sowie stationäre Aufenthalte und Nachsorgeempfehlungen festgehalten werden können.

Die Rheumazentren dienen auch als zentrale Auskunftsstellen für niedergelassene Ärzte, Therapeuten und Patienten (Rheumatelefon).

Das soziale Netz

Die wichtigste und umfassendste Hilfe für chronisch Kranke erfolgt im Rahmen der Leistungen der gesetzlichen Krankenkasse und umfasst:
▶ die ärztliche Behandlung
▶ die zahnärztliche Behandlung einschließlich Zahnersatz
▶ die Versorgung mit Arznei-, Verband-, Heil- und Hilfsmitteln
▶ die häusliche Krankenpflege und Haushaltshilfe
▶ die Krankenhausbehandlung
▶ die medizinische und ergänzende Leistung zur Rehabilitation.

Die gesetzlichen Bestimmungen ändern sich häufig, deshalb bei der Antragstellung beim Rentenversicherungsträger oder der Krankenversicherung nachfragen.

Die Krankenbehandlung ist zeitlich unbegrenzt, das Krankengeld (in der Regel 80 % des regelmäßigen Entgelts) ist bei Arbeitsunfähigkeit wegen der gleichen Erkrankung auf 78 Wochen innerhalb von drei Jahren begrenzt.

Die Zuzahlung für stationäre oder teilstationäre medizinische Rehabilitationsmaßnahmen beträgt, auch im Anschluss an einen Akut-Klinikaufenthalt (AHB, AR) derzeit maximal 9 € pro Tag. Bei niedrigen Einkünften können Ermäßigungen beantragt werden. Keine Zuzahlung ist zu leisten bei Heilbehandlung bis zum 18. Lebensjahr, bei einem monatlichen Bruttoeinkommen bis 938 € (Stand 2002) bei Alleinstehenden sowie bei Empfang von Sozialhilfe, Übergangsgeld, Arbeitslosenhilfe oder Ausbildungsförderung.

Berufliche Rehabilitation

Am Arbeitsplatz kommt es durch Leistungseinbußen und Funktionsdefizite häufig zu Problemen. Daher sollten frühzeitig die Ausstattung und Einrichtung des Arbeitsplatzes durch Arbeitshilfen verbessert werden.

Ist es – auch durch Operationen – zu mehrmonatigen Krankschreibungen gekommen, kann das Verfahren des „stufenweisen Wiedereinstiegs" die Wiederaufnahme der beruflichen

Das Verfahren des „stufenweisen Wiedereinstiegs" muss rechtzeitig in Zusammenarbeit von Hausarzt, Arbeitgeber und Krankenkasse organisiert werden.

Tätigkeit erleichtern. Hierbei wird die Arbeit erst zu einem Teil aufgenommen, sodass eine langsame Adaptation an die frühere Leistung erfolgen kann. Zudem bleibt noch Zeit für parallel laufende Therapien. Berufsfördernde Maßnahmen über die Rentenversicherungsträger umfassen:

▶ Hilfen zur Erhaltung oder Erlangung eines Arbeitsplatzes, einschließlich Leistungen zur Förderung der Arbeitsaufnahme und Eingliederungshilfen an die Arbeitgeber

▶ Berufsfindung und Arbeitserprobung, Berufsvorbereitung sowie wegen Behinderung erforderlicher Berufsausbildung. Die Maßnahmen finden in Zusammenarbeit mit dem zuständigen Arbeitsamt statt.

▶ berufliche Anpassung, Fortbildung, Ausbildung und Umschulung

▶ sonstige Hilfen der Arbeits- und Berufsförderung.

Außerdem werden so genannte ergänzende Leistungen gewährt:

▶ Übergangsgeld

▶ Kostenübernahme im Zusammenhang mit berufsfördernden Leistungen (Prüfungsgebühr, Arbeitskleidung und so weiter)

▶ Übernahme der erforderlichen Reisekosten, auch Familienfahrten und Reha-Sport.

Frühberentung

Kommt es aufgrund der Erkrankung zu einer sehr deutlichen und langfristigen Leistungsminderung, so ist nach Ausschöpfung aller medizinischen und beruflichen Rehabilitationsmaßnahmen die Gewährung einer Rente wegen Erwerbsminderung möglich.

Die gesetzliche Berufsunfähigkeitsrente ist seit 1.1.01 weggefallen; durch Bestandsschutz kommt sie jedoch vor dem 2.1.1961 Geborenen zugute. Berufsunfähig ist, wer wegen Krankheit oder Behinderung weder in seinem Hauptberuf noch einem zumutbaren Verweisungsberuf halbschichtig arbeiten kann oder weniger als die Hälfte des Lohns vergleichbarer Berufstätigen mit ähnlichen Ausbildungen verdient. Die Berufsunfähigkeitsrente liegt allerdings gut ein Drittel unter einer normalen Altersrente, da der Gesetzgeber davon ausgeht, dass der Versicherte zumindest noch zu einer Teilzeitarbeit in der Lage ist.

Eine teilweise Erwerbsminderung liegt vor, wenn der Versicherte wegen Krankheit oder Behinderung auf nicht absehbare Zeit zwischen 3 bis unter 6 Stunden täglich im Rahmen einer 5-Tage-Woche unter den üblichen Bedingungen des allgemeinen Arbeitsmarktes erwerbstätig

sein kann. Die Rentenhöhe entspricht der Hälfte einer Rente wegen voller Erwerbsminderung.

Eine volle Erwerbsminderung liegt vor, wenn der Versicherte nur noch weniger als 3 Stunden täglich arbeiten kann.

Die Erwerbsminderungsrenten werden meist als Zeitrenten für maximal 3 Jahre gewährt, wobei eine Wiederholung möglich ist. Eine Rente auf Dauer wird nur geleistet, wenn voraussichtlich keine Besserung des Gesundheitszustandes eintreten wird. Genaue Auskünfte zu den vorzeitigen Renten erteilen die zuständigen Rentenversicherungen.

Pflege

Pflegebedürftig ist, wer wegen körperlicher, geistiger oder seelischer Krankheit oder Behinderung Hilfe für gewöhnliche und regelmäßig wiederkehrende Verrichtungen des täglichen Lebens benötigt. Pflegebedürftigkeit ist zu unterscheiden von den Leistungen der gesetzlichen Krankenversicherung bei akuter Krankheit. Hier kann die häusliche Krankenpflege (Grund- und Behandlungspflege) sowie hauswirtschaftliche Versorgung für einen Zeitraum von bis zu vier Wochen pro Krankheitsfall beantragt werden. Die Pflegebedürftigkeit wird unterschieden in:

Neben Sach- und Geldleistungen werden Pflegevertretungen für die Pflegeperson bis zu vier Wochen im Jahr gewährt und Zuschüsse zu Pflegehilfsmitteln, technischen Hilfen im Haushalt und Verbesserungen des individuellen Wohnumfeldes (zum Beispiel Rollstuhlrampe) geleistet.

115

▶ **erheblich pflegebedürftig (Stufe I)**, wenn täglich wenigstens zwei Verrichtungen der Grundpflege (Körperpflege, Ernährung, Mobilität) erforderlich sind. Mindestzeitaufwand 90 Minuten, 45 Minuten davon Grundpflege

▶ **schwer pflegebedürftig (Stufe II)**, wenn dreimal täglich Hilfe zu verschiedenen Tageszeiten notwendig ist. Mindestzeitaufwand drei Stunden, mindestens zwei Stunden Grundpflege

▶ **schwerst pflegebedürftig (Stufe III)** mit Hilfebedarf rund um die Uhr. Mindestzeitaufwand fünf Stunden, davon vier Stunden Grundpflege.

Die Leistungen können als Sachleistungen (Pflegeeinsätze) oder Pflegegeld (205 € bei Stufe I bis 665 € bei Stufe III) erbracht werden. Eine Kombination von Sachleistung und Pflegegeld ist möglich. Wenn die häusliche Pflege nicht in ausreichendem Maße sichergestellt werden kann, besteht Anspruch auf teilstationäre Pflege mit Höchstsätzen entsprechend der Pflegestufe. Pflegepersonen erwerben Rentenanwartschaften, wenn sie Pflegebedürftige zu Hause unentgeltlich betreuen. Die Beiträge für die Rentenversicherung zahlt in diesem Fall die Pflegekasse. Während der Pflege besteht die gesetzliche Unfallversicherung.

Wenn häusliche und teilstationäre Pflege nicht möglich sind, übernimmt die Pflegekasse je nach Pflegestufe einen Teilbetrag der Kosten des Pflegeheims.

Schwerbehinderung

Schwerbehinderte sind nach dem Gesetz Personen mit einem Grad der Behinderung von wenigstens 50 %. Die Behinderung muss mehr als sechs Monate bestehen. Bei einem Grad der Behinderung von wenigstens 30 % kann der Behinderte beim Arbeitsamt eine so genannte Gleichstellung beantragen, wenn in Folge der Behinderung ohne die Gleichstellung ein geeigneter Arbeitsplatz nicht erlangt oder behalten werden kann. Mit der Gleichstellung bestehen Rechte eines Schwerbehinderten beim Kündigungsschutz. Der Antrag beim Versorgungsamt ist formlos, daraufhin wird ein amtliches Antragsformular zugeschickt. Nach Eingang fordert das zuständige Versorgungsamt Berichte von Ärzten und Krankenhäusern an, auf die der Antragsteller verwiesen hat. Bei schweren Behinderungen können auch so genannte Merkzeichen zuerkannt werden, die auf Gehbehinderung oder die Notwendigkeit ständiger Begleitung hinweisen.

Als Nachteilsausgleich werden je nach Schwere der Behinderung steuerliche Erleichterungen, Kfz-Steuer-Ermäßigungen, Freifahrten mit öffentlichen Verkehrsmitteln, Parkerleichterungen und andere Leistungen gewährt (Deutsche Rheuma-Liga oder zuständiges Versorgungsamt).

Steuererleichterungen

Auch ohne Schwerbehinderung können chronisch Kranke gegebenenfalls außergewöhnliche Belastungen beim Lohnsteuerjahresausgleich oder der Einkommensteuererklärung geltend machen.

Hierbei wird immer eine zumutbare Eigenbelastung angenommen, die sich nach dem Einkommen und der Größe der Familie richtet und zum Beispiel bei Verheirateten mit drei Kindern und einem Einkommen zwischen ca. 15 400 € und 51 150 € bei 1 % liegt, bei ein bis zwei Kindern bei 3 %.

Um diese Eigenbelastung zu übersteigen, sollten alle Rechnungen über Zahlungen oder Zuzahlungen aufgehoben werden, zum Beispiel für Brillen, Zahnersatz, Zahnspangen, Rezeptgebühren, Arznei- und Hilfsmittel, die von der Krankenkasse nicht übernommen wurden, Massagen und Krankengymnastik, Heilpraktiker-Rechnungen, Krankenhaus- oder Reha-Maßnahmen sowie Aufzeichnungen über Fahrtkosten zum Arzt, Masseur oder zur Apotheke.

Übersteigt die jährliche persönliche Belastung durch Zuzahlungen und Eigenbeteiligung 1 % der jährlichen Bruttoeinnahmen, dann tritt unabhängig vom Einkommen ab 1999 eine totale Befreiung von Zuzah-

Weitere Informationen

- *„Informationen für Senioren: Der Rote Faden" Broschüre des Bundesministerium für Familie, Senioren, Frauen und Jugend kostenlos zu bestellen bei: Bundesministerium für Familie, Senioren, Frauen und Jugend, Broschürenversand, 53107 Bonn, Bestell-Hotline: 0 18 05/329 - 329.*
- *„Die Pflegeversicherung" vom Bundesministerium für Gesundheit unter der Telefonnummer 0 22 25/92 61 44.*
- *Weitere Informationen sind erhältlich:*
- *Über die Bundeszentrale für Gesundheitliche Aufklärung, Postfach, 51101 Köln (Telefon 02 21/8 99 20)*
- *Über die örtlichen Verbraucherberatungen*
- *Über die Landesverbände der Rheuma-Liga (s. Adressen im Anhang)*

Zur gegenseitigen Hilfe behinderter Menschen bestehen auch Telefonketten von sieben bis zehn Mitgliedern, die sich täglich morgens anrufen, wobei der Letzte den Ersten am Schluss zurückruft. Eine Beruhigung für allein lebende behinderte Menschen ist auch ein Hilferuf, der um den Hals gehängt auch fern vom Telefon über eine Notrufzentrale Hilfe bringen kann.

Diese Form der Schulung bezieht alle Teilnehmer mit ihren persönlichen Erfahrungen ein. Am Ende jeder Einheit erhalten die Teilnehmer eine Zusammenfassung. Als Fachtrainer fungieren Ärzte, Psychologen und Krankengymnasten, in einigen Schulungen zusätzlich Ergotherapeuten, Diätassistenten und andere Fachleute.

Inhalte der Patientenschulung am Beispiel der chronischen Polyarthritis

- *1. Baustein: Die Beschwerden der Teilnehmer werden erarbeitet, der Aufbau des Gelenkes und die Folgen der Entzündung dargestellt. Vorstellungen von Krankheitsursachen und beeinflussenden Faktoren werden zusammengetragen und unterschiedliche Krankheitsverläufe erarbeitet. Auch Labor-, Röntgen- und Ultraschalluntersuchungen werden besprochen.*
- *2. Baustein: Gegenstand ist die medikamentöse Therapie mit den drei wichtigsten Gruppen Basismedikamente, Cortison und nicht steroidale Antirheumatika. Weiterhin werden operative und auch alternative Verfahren besprochen.*
- *3. Baustein: Der Nutzen der Krankengymnastik zur Verbesserung der Beweglichkeit, für den Aufbau der Muskulatur, zur Schmerzlinderung und zur Vermeidung von Fehlstellungen wird intensiv besprochen und auch durch praktische Übungen anschaulich dargestellt.*
- *4. Baustein: Die psychologische Schmerzbewältigung erarbeitet im ersten Teil die Entstehung und Wahrnehmung von Schmerzen, den Einfluss von Verspannungen, Stress, Gedanken und Gefühlen auf den Schmerz und zeigt im zweiten Teil Möglichkeiten der Schmerzbewältigung auf. Hierzu zählen Entspannungsübungen, Wahrnehmungslenkung und positives Denken.*
- *5. Baustein: Hier werden am Gelenk unter Anleitung einer ergotherapeutischen Fachkraft günstige und ungünstige Bewegungsabläufe dargestellt und dabei die Gelenkschutzregeln erarbeitet und vermittelt. Auch die Leistungsaspekte und das Gleichgewicht zwischen Belastung und Ruhephase sind Teil dieser Sitzung, die ebenfalls viele praktische Übungen beinhaltet.*
- *6. Baustein: Ziel ist psychologische Hilfe bei der Krankheitsbewältigung, um Angst abzubauen und Wege zu Selbstbewusstsein und Selbstständigkeit im Umgang mit der Krankheit aufzuzeigen. Verschiedene therapeutische Techniken wie zum Beispiel Rollenspiele können zum Einsatz kommen. Weiterhin wird auf örtliche und regionale Hilfsmöglichkeiten, Arbeitsgemeinschaften der Rheuma-Liga und ambulante Therapiemöglichkeiten hingewiesen.*

währt hat. Die Patientenschulung soll das Wissen über die Erkrankung und ihre Therapie verbessern, aber auch günstig auf die Einstellung zur Krankheit und auf das Krankheitsverhalten auswirken.

Der informierte Patient wird selber frühzeitig eine Verschlechterung oder Komplikation erkennen können und auch bei der medikamentösen Therapie wissen, auf was er achten muss. Er kennt die Ziele der Krankengymnastik und wird daher an den diversen Therapiemaßnahmen noch motivierter teilnehmen können. Auch sind ihm die Grundlagen des Gelenkschutzes vertraut.

Die Patientenschulung ist inzwischen für folgende Erkrankungen beziehungsweise Erkrankungsgruppen entwickelt worden:

▶ chronische Polyarthritis
▶ Morbus Bechterew
▶ Rheuma im Kindesalter
▶ Fibromyalgie-Syndrom
▶ systemischer Lupus erythematodes
▶ Vaskulitis.

Die Patientenschulungen sind in meist sechs Sitzungen zu je 90 Minuten aufgeteilt und werden von ausgebildeten Fachleuten geleitet. Die Teilnehmerzahl ist bewusst auf höchstens zehn Personen begrenzt, damit die Methode des interaktiven Lernens durchgeführt werden kann. Darunter

versteht man, dass den Teilnehmern kein Vortrag gehalten wird, sondern dass sie aus ihrer eigenen Erfahrung heraus mithilfe des Fachtrainers die Informationen zusammentragen und Lösungen für ihre Probleme erarbeiten, die immer wieder von den Trainern zusammengefasst und ergänzt werden. Durch diese gemeinsame Arbeit aller erfolgt eine sehr intensive Bearbeitung der Themen, die zu einer nachhaltigen Verankerung des Wissens im Bewusstsein der Teilnehmer führt.

Hilfe zur Selbsthilfe – das Netzwerk der Deutschen Rheuma-Liga

Mit mehr als 200 000 Mitgliedern verfügen rheumakranke Menschen in Deutschland über die größte Hilfs- und Selbsthilfegemeinschaft im Gesundheitsbereich. Zu speziellen Erkrankungsformen gibt es drei Mitgliedsverbände – die Deutsche Vereinigung Morbus Bechterew, die Lupus Erythematodes Selbsthilfegemeinschaft und die Selbsthilfegruppe Sklerodermie. Die Deutsche Rheuma-Liga ist in allen Bundesländern mit eigenen Landesverbänden vertreten. Spezielle Arbeitskreise und Ansprech-

Gerade bei Erkrankungen, die einen Patienten über lange Jahre begleiten, ist es wichtig, dass die Betroffenen viel über ihre Erkrankung wissen, um sich auch selber helfen zu können, und dass sie auch wissen, wo sie kompetente Hilfe bekommen.

partner auf Landesebene gibt es für Mitglieder, die an Vaskulitis, Fibromyalgie oder Osteoporose leiden, und für Eltern rheumakranker Kinder und Jugendlicher. Junge Rheumatiker haben eigene Klubs gegründet.

Die Deutsche Rheuma-Liga hat ein spezielles Patientenschulungsprogramm entwickelt, das sich an Menschen richtet, die auf Dauer mit Rheuma leben müssen. Es heißt „Alltagsbewältigung und Lebensperspektiven" und wird seit 1997 als Teil des umfangreichen Seminarangebots durchgeführt. In sechs Seminarblöcken erfahren die Teilnehmer, wie sie im familiären und beruflichen Alltag trotz Schmerzen und Behinderungen besser zurechtkommen. Zum Selbsthilfenetzwerk der Deutschen Rheuma-Liga gehören auch *fachliche Hilfen wie*

▶ Bewegungstherapie
▶ ergotherapeutische Behandlung und Schmerzbewältigungskurse
▶ sozialrechtliche Beratung und Vermittlung von Pflegediensten

Selbsthilfe wie
▶ persönliche Beratung
▶ Selbsterfahrungsgruppen
▶ Elternkreise und Treffen für junge Rheumatiker
▶ Kreativgruppen
▶ Ausflüge und gesellige Veranstaltungen

Information und Aufklärung wie
▶ die Zeitschrift *Mobil* und Zeitschriften der Mitgliederverbände
▶ Bücher, Broschüren, Audio- und Videokassetten
▶ Merkblätter zu zahlreichen Erkrankungen und Themen
▶ Patientenseminare, Informationsveranstaltungen
▶ spezielle Auskünfte über eine Datenbank beim Rheuma-Liga-Bundesverband
▶ Fortbildung und Kooperation mit den an der Rheumaversorgung beteiligten Instanzen und Organisationen. Der Deutschen Rheuma-Liga sind bundesweit über 800 örtliche Gruppen angeschlossen.

Adressen

Deutsche Rheuma-Liga

Deutsche Rheuma-Liga
Bundesverband e. V.
Maximilianstr. 14
53111 Bonn
Tel.: 02 28/7 66 06 0
Fax: 02 28/7 66 06 20
www.rheuma-liga.de

Rheuma-Liga Baden-Württemberg e. V.
Kaiserstr. 18
76646 Bruchsal
Tel.: 0 72 51/9 16 20
Fax: 0 72 51/91 62 62

Deutsche Rheuma-Liga Bayern e. V.
Fürstenrieder Str. 90
80686 München
Tel.: 0 89/54 61 48 90
Fax: 0 89/54 61 48 95

Deutsche Rheuma-Liga Berlin e. V.
Schützenstraße 52
12165 Berlin
Tel.: 0 30/8 05 40 16
Fax: 0 30/8 05 62 93

Deutsche Rheuma-Liga Brandenburg e. V.
F.-L.-Jahnstr. 19
03044 Cottbus
Tel.: 03 55/78 09 70
Fax: 03 55/78 09 73 51

Deutsche Rheuma-Liga Bremen e. V.
Jakobistraße 22

28195 Bremen
Tel.: 04 21/1 76 14 29
Fax: 04 21/1 76 15 87

Deutsche Rheuma-Liga Hamburg e. V.
Friedrichsberger Str. 60, Hs. 21
22081 Hamburg
Tel.: 0 40/2 00 51 70
Fax: 0 40/2 00 50 10

Deutsche Rheuma-Liga Hessen e. V.
Elektronstr. 12 a
65933 Frankfurt a. M.
Tel.: 0 69/35 74 14
Fax: 0 69/35 35 35 23

Deutsche Rheuma-Liga
Mecklenburg-Vorpommern e. V.
„Gemeinsames Haus" Rostock
Henrik-Ibsen-Str. 20
18106 Rostock
Tel.: 03 81/7 69 68 07
Fax: 03 81/7 69 68 08

Rheuma-Liga Niedersachsen e. V.
Kurt-Schumacher-Str. 14
30159 Hannover
Tel.: 05 11/1 33 74
Fax: 05 11/1 59 84

Deutsche Rheuma-Liga
Nordrhein-Westfalen e. V.
III. Hagen 37
45127 Essen
Tel.: 02 01/82 79 70
Fax: 02 01/8 27 97 27

Deutsche Rheuma-Liga
Rheinland-Pfalz e. V.
Schloßstr. 1
55543 Bad Kreuznach
Tel.: 06 71/83 40 44
Fax: 06 71/83 40 46 0

Deutsche Rheuma-Liga Saar e. V.
Schmollerstr. 2b
66111 Saarbrücken
Tel.: 06 81/3 32 71
Fax: 06 81/3 32 84

Deutsche Rheuma-Liga Sachsen e. V.
Willmar-Schwabe-Str. 2–4
04109 Leipzig
Tel.: 03 41/14 19 50
Fax: 03 41/14 19 59

Deutsche Rheuma-Liga
Sachsen-Anhalt e. V.
Wolfgang-Borchert-Str. 75–77
06126 Halle
Tel.: 03 45/6 95 15 15
Fax: 03 45/6 95 15 15

Deutsche Rheuma-Liga
Schleswig-Holstein e. V.
Holstenstr. 88
24103 Kiel
Tel. 04 31/53 54 90
Fax: 04 31/5 35 49 10

Deutsche Rheuma-Liga Thüringen e. V.
Rauberg 1
07407 Uhlstädt
Tel.: 03 67 42/6 73 61
Fax: 03 67 42/6 73 63

Deutsche Vereinigung
Morbus Bechterew e. V.
Metzgergasse 16
97421 Schweinfurt
Tel.: 0 97 21/2 20 33
Fax: 0 97 21/2 29 55

Lupus Erythematodes
Selbsthilfegemeinschaft e. V.
Döppersberg 20
42103 Wuppertal
Tel.: 02 02/4 96 87 97
Fax: 02 02/4 96 87 98

Sklerodermie Selbsthilfegruppe e. V.
Friedhofstr. 16
74076 Heilbronn
Tel.: 0 71 31/16 16 56
Fax: 0 71 31/16 16 57

Bundesselbsthilfeverband
Osteoporose e. V.
Kirchfeldstr. 149
40215 Düsseldorf
Tel.: 02 11/31 91 65

Kuratorium Knochengesundheit e. V.
Hettenbergring 5
74889 Sinsheim
Tel.: 0 72 61/9 21 70
Fax: 0 72 61/6 46 59

Österreichische Rheuma-Liga
Postfach 1
A-1023 Wien
Tel.: 01/2 03 62 02

Schweizer Rheuma-Liga
Reuggerstr. 71
CH-8038 Zürich
Tel. 01/4 82 56 00

Regionale Rheumazentren

Rheumazentrum Dresden
c/o Med. Klinik III und Med. Poliklinik
Tel.: 03 51/4 58 31 00

Rheumazentrum Leipzig
c/o Med. Klinik und Poliklinik IV
Tel.: 03 41/9 72 49 30

Rheumazentrum Jena e. V.
c/o Klinik für Innere Medizin IV
der Universität
Tel.: 0 36 41/93 96 28

Rheumazentrum Berlin e. V.
c/o Klinikum Benjamin Franklin
der Freien Universität Berlin
Tel.: 0 30/84 45 45 35

Rheumazentrum Greifswald e. V.
c/o Klinik der Ernst-Moritz-Arndt-
Universität
Tel.: 0 38 34/86 70 51

Rheumazentrum Rostock
c/o Klinikum Rostock-Südstadt
Tel.: 03 81/4 40 12 03

Rheumazentrum Kiel/Damp/Rendsburg
c/o 2. Med. Klinik der Universität
Tel.: 04 31/1 69 73 77

Rheumazentrum Lübeck
c/o Universität Lübeck
Tel.: 04 51/5 00 23 68

Rheumazentrum Hannover e.V.
c/o Med. Hochschule Hannover
Tel.: 05 11/5 32 64 02

Rheumazentrum Bielefeld Ostwestf.
c/o Ev. Johannes-Krankenhaus
Tel.: 05 21/8 01 43 50

Rheumazentrum Magdeburg
c/o 39245 Vogelsang-Gommern
Tel.: 03 92 00/6 73 00

Rheumazentrum Düsseldorf
c/o Heinrich-Heine-Universität,
MNR-Klinik
Tel.: 02 11/8 11 78 11

Rheumazentrum Westliches
Ruhrgebiet e. V.
c/o Katholisches Krankenhaus St. Josef
Tel.: 02 01/8 40 83 05

Rheumazentrum Münster
c/o Med. Klinik u. Poliklinik B der
Universität
Tel.: 02 51/8 35 75 62

Rheumazentrum Aachen
Tel.: 02 41/60 96 42 01

Rheumazentrum Rheinland-Pfalz
c/o Rheumakrankenhaus
Tel.: 06 71/93 22 74

Rheumazentrum Rhein-Main
c/o Med. Klinik III der Universität
Tel.: 0 69/6 70 53 90

Rheumazentrum Gießen/Bad Nauheim
c/o Klinik für Rheumatologie
Tel.: 0 60 32/80 80 80

Rheumazentrum Saarland
c/o Medizinische Universitäts-Klinik I
Tel.: 0 68 41/16 30 02

Rheumazentrum Heidelberg
c/o Orthopädische Universitätsklinik
Tel.: 0 62 21/96 92 06

Rheumazentrum Südbaden
c/o Klinikum der Universität Freiburg
Tel.: 07 61/2 70 36 95

Rheumazentrum München
Tel.: 0 89/51 60 35 78

Rheumazentrum Südwürttemberg
c/o Federseeklinik
Tel.: 0 75 82/8 00 14 75

Rheumazentrum Erlangen
c/o Orthopädische Uniklinik St. Marien
Tel.: 0 91 31/82 23 05

Rheumazentrum Regensburg
c/o Innere Medizin I der Universität
Tel.: 09 41/9 44 70 17

Glossar

Analgetika Schmerzmittel

Angiographie Darstellung der Blutgefäße durch Injektion eines Röntgen-Kontrastmittels

Antigen Substanz, die vom Körper als fremd empfunden wird

Antikörper Körpereigenes (von Plasmazellen gebildetes) Eiweiß, das speziell gegen ein Antigen gebildet wird und zur Antigen-Antikörper-Reaktion (Immunreaktion) führt

Antinukleäre Faktoren Antikörper gegen den Zellkern

Antirheumatika Rheumamedikamente. Im Allgemeinen versteht man hierunter die Gruppe der nicht steroidalen Antirheumatika, cortisonfreie Entzündungshemmer, die auch schmerzlindernd wirken.

Arteriitis Gefäßentzündung

Arthralgien Gelenkschmerzen

Arthritis Gelenkentzündung

Arthrodese Gelenkversteifung

Arthrographie Darstellung der Gelenkhöhle mit Kontrastmitteln

Arthropathie Gelenkerkrankung

Arthrose Verschleißerkrankung eines Gelenkes

Arthroskopie Gelenkspiegelung

Arthrosonographie Ultraschalldarstellung von Gelenken

Aseptisch Nicht bakteriell, nicht infektiös

Atrophie Verkümmerung (z. B. der Muskeln)

Autoantigen Körpereigene Substanz, die vom Körper nicht als „körpereigen" erkannt wird

Autoantikörper Antikörper, die gegen Autoantigene gebildet werden und eine Autoimmunkrankheit auslösen

Bakerzyste Aussackung der Kniegelenkkapsel, die bis in die Kniekehle reicht

Balneologie Bäderheilkunde

Biopsie Gewebeprobe, von der nach Entnahme Feinschnitte angefertigt werden, die mikroskopisch untersucht werden

Blutplasma Blutflüssigkeit nach Entfernen der Blutzellen

Bursa Schleimbeutel

Chondrose Verschleiß der Bandscheibe

Colitis ulcerosa Entzündliche Autoimmunkrankheit des Dickdarms

Coxarthrose Hüftgelenkarthrose

C-reaktives Protein Eiweißkörper, die bei Entzündungen schnell ansteigen

Crohn Entzündliche Darmkrankheit

Degeneration Abbau, Verschleiß

Diabetes mellitus Zuckerkrankheit

Discus Bandscheibe

Disposition Veranlagung

Distorsion Verdrehung, Verstauchung

Dorsal Rückenwärts, nach hinten

Dysbalance Ungleichgewicht

Dysplasie Fehlform, Fehlbildung bei der Organ- oder Skelettentwicklung

Dysregulation Fehlregulation

Endoprothese Gelenkersatz

Enthesiopathie Sehnenansatzschmerz

Eosinophile Zellen Untergruppe der weißen Blutkörperchen, die u. a. bei allergischen Reaktionen ansteigen

Erythem Hautrötung

Erythrozyten Rote Blutkörperchen

Extraartikulär Außerhalb der Gelenke

Extremitäten Gliedmaßen

Faszie Hülle (der Muskulatur)

Femur Oberschenkelknochen

Fibula Wadenbein (äußerer Knochen des Unterschenkels)

Fraktur (Knochen-)Bruch

Funktionell gestört Ein Organ ist in seiner Funktion gestört, ohne dass die Organgewebe krankhaft verändert sind.

Gen Erbanlage

Genu Knie

Gonarthrose Kniegelenkarthrose

Hämochromatose Eisenspeicherkrankheit

Histologie Wissenschaft des feingeweblichen Körperaufbaus

HLA Menschliches Lymphozytenantigen; genetischer Marker mit Bedeutung für das Immunsystem

Humerus Oberarmknochen

Hyperurikämie Harnsäureerhöhung im Blut

Hypophyse Hirnanhangsdrüse

Hypothalamus Teil des Zwischenhirns, wirkt steuernd auf die Hypophyse ein

Iliosakralgelenk Kreuzdarmbeingelenk

Immunkomplexe Verbindung von Antigen und Antikörper (meist in größerer Zahl)

Immunreaktion Das Immunsystem des Körpers reagiert auf körpereigene Produkte wie auf ein Fremdkörpereiweiß und bildet Antikörper, die den Fremdstoff festhalten.

Immunsuppressiva Medikamente, die die Aktivität (oder Überaktivität) des Immunsystems senken

Indikation Grund, eine Therapie oder Untersuchung durchzuführen

Interaktion Gegenseitige Beeinflussung

Intraartikulär In das Gelenk (z. B. Injektion)

Iritis Regenbogenhautentzündung

Karpaltunnel Knöcherne Rinne aus den Handwurzelknochen, in der am Handgelenk Gefäße und Nerven verlaufen

Knochennekrose Untergang von Knochengewebe

Kompression Quetschung

Kontraindikation Gegenanzeige, Begründung dafür, eine Therapie nicht durchzuführen

Koxarthrose Hüftgelenkarthrose

Leukozyten Weiße Blutkörperchen

Luxation „Ausrenken", Gelenkkopf rutscht aus der Pfanne.

Meniskus Knorpelring oder Halbring im Gelenk zur Stabilisierung (z. B. im Kniegelenk)

Monarthritis Arthritis eines Gelenkes

Morbus Krankheit

Muskelkontraktur Muskelschrumpfung

Nekrose Absterben eines abgegrenzten Gewebebezirkes durch Sauerstoffmangel

NSAR Nicht steroidale Antirheumatika = cortisonfreie Antirheumatika vom entzündungshemmenden und damit schmerzlindernden Typ (z. B. Voltaren®).

Oligoarthritis Arthritis einiger Gelenke

Omarthrose Schultergelenkarthrose

Osteochondrose (Meist auf den Bandscheibenraum bezogen) Alterungserscheinungen der Bandscheibe mit knöcherner Reaktion des darüber und darunter liegenden Wirbelkörpers

Osteopenie „Altersnormaler" Knochenabbau

Osteophyt Knöcherner Anbau am Gelenkrand

Osteoporose Krankhafter Knochenabbau, der über den normalen Knochenabbau im Alter hinausgeht

Pannikulose Degenerative Fettgewebserkrankung mit kleinen, druckschmerzhaften Knötchen und dem Hautbild einer Zellulitis

Pannus Entzündungsbedingte Bindegewebsvermehrung, z. B. bei Entzündung der Gelenkinnenhaut

Parese (Unvollständige) Lähmung

Patella Kniescheibe

Pathologisch Krankhaft

Periarthropathie Erkrankung des Weichteilmantels an einem Gelenk (z. B. der Schulter)

Periartikulär In der Umgebung des Gelenkes

Peripher Vom Zentrum (Rumpf) entfernt

Physiotherapie Krankengymnastik

Phytotherapie Behandlung mit pflanzlichen Präparaten

Pigment Körpereigener Farbstoff, der z. B. für die Hautfärbung verantwortlich ist

Plasma Blutflüssigkeit nach Entfernung der Blutzellen

Plasmapherese Austausch von Blutplasma gegen Plasmareserven (bei Autoimmunerkrankungen oder Vergiftungen)

Podagra Gichtanfall im Großzehengrundgelenk

Polyarthritis Arthritis vieler Gelenke

Primär Ursprünglich, unmittelbar entstanden

Prolaps Vorfall (der Bandscheibe)

Protrusion Vorwölbung (der Bandscheibe)

Psoriasis Schuppenflechte

Radius Speiche (daumenseitiger Unterarmknochen)

Raynaud-Syndrom Verfärbung der Finger durch Gefäßverkrampfung

Rehabilitation Wiederherstellung

Remission Nachlassen der Krankheitszeichen, ohne dass von einer völligen Heilung gesprochen werden kann

Retropatellararthrose Arthrose des Gelenkes zwischen der Hinterfläche der Kniescheibe und dem Kniegelenk (Oberschenkelknochen)

Rezidivierend Immer wieder auftretend

Sakroiliakalgelenk Die kaum bewegliche Verbindung zwischen dem Kreuzbein und dem Darmbeinanteil des Beckens

Sakroiliitis Entzündung des Sakroiliakalgelenkes

Sekundär Als Folgeerscheinung

Sensibilitätsstörung Störung der Empfindungsfähigkeit der Haut

Seronegativ Der Rheumafaktor ist nicht nachweisbar.

Sicca-Syndrom Trockenheitserkrankung an den Schleimhäuten (beim Sjögren-Syndrom)

Spondylarthritis Entzündung der kleinen Wirbelgelenke

Spondylarthrose Alterungs- und Verschleißerscheinungen an den kleinen Wirbelgelenken

Spondylitis ankylosans Bechterew'sche Erkrankung

Spondylodese Operative Wirbelsäulenversteifung

Spondylodiscitis Entzündung von Wirbelkörper und Bandscheibe

Spondylolisthesis Wirbelgleiten, Verschiebung der Wirbelkörper gegeneinander

Spondylose Entzündung der Wirbelkörper, Alterserscheinungen an den Wirbelkörpern

Subakut Weniger akut, aber (noch) nicht chronisch

Subluxation Teilweise Verschiebung eines Gelenkes

Symptom Einzelnes Krankheitsmerkmal

Symptomatisch Auf die Symptome, die Krankheitszeichen, ausgerichtet. Gegenteil ist kausal, auf die Ursachen ausgerichtet.

Syndrom Beschwerdekomplex, der für eine bestimmte Krankheit charakteristisch ist

Synovia Gelenkflüssigkeit

Synovialitis Entzündung der Gelenkinnenhaut

Synoviektomie Entfernung der Gelenkinnenhaut

Synoviorthese Verödung der Gelenkinnenhaut durch eine chemische oder radioaktive Substanz

Synthetisch Künstlich

Systemisch Den gesamten Organismus betreffend

Szintigraphie Verfahren, bei dem ein radioaktiver Stoff (Isotop) in den Körper gegeben wird, der Orte mit einem vermehrten Knochenstoffwechsel anzeigt

Tendinitis Entzündung am Sehnenansatz

Tendinose Reizung des Sehnenansatzes

Thrombose Venenverschluss durch Blutgerinnsel

Thrombozyten Blutplättchen (Bestandteil des Blutes)

Tibia Schienbein

Tomogramm Schichtaufnahmen beim Röntgen

Toxisch Giftig oder durch Gift verursacht

Trauma Verletzung

Ulcus Geschwür

Ulna Elle (am Unterarm)

Uveitis (anterior) Augenkammerentzündung (im vorderen Anteil)

Ventral Bauchwärts

Viren Kleinste Krankheitserreger, die sich nur in lebenden Zellen vermehren können

Whipple-Erkrankung Seltene Darmerkrankung mit Rheumabeschwerden

Register